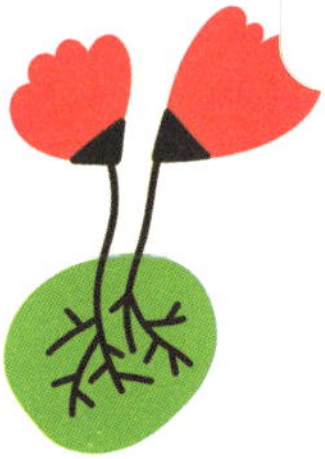

Unterstützung für Betroffene
von sexualisierter Gewalt

Ermutigt.

Agota Lavoyer
Sim Eggler

Ein Ratgeber aus der Beobachter-Praxis

Beobachter
EDITION

Download

Die Dokumente in diesem Ratgeber findest du auch unter www.beobachter.ch/download (Code 5883).

Impressum

Beobachter-Edition, Ringier AG, Flurstrasse 55, CH-8021 Zürich
edition@beobachter.ch, www.beobachter.ch

2., aktualisierte Auflage, 2025

Herausgeber: Der Schweizerische Beobachter
Lektorat: Heike Specht
Satz und Infografiken: Bruno Bolliger
Umschlagillustration: Katrin von Niederhäusern
Reihengestaltung und Umschlag: Frau Federer GmbH
Herstellung: Bruno Bächtold
Druck: Grafisches Centrum Cuno GmbH & Co. KG, Calbe

ISBN 978-3-03875-588-3

Auslieferung EU: Müller - Die lila Logistik Fulfillment Solutions GmbH & Co. KG,
Am Buchberg 8, DE 74572 Blaufelden, verlagservice@lila-logistik.com

FSC www.fsc.org MIX Papier aus verantwortungsvollen Quellen FSC® C043106

Inhalt

Grussbotschaft

Liebe Lesende,

Das Buch, das Sie in Ihren Händen halten, befasst sich mit einem Problem, ja, einer sozialen Plage. Sie tritt in der Mitte unserer Gesellschaft auf. Sie betrifft uns alle - und sie bedarf unseres gemeinsamen Engagements.

Tag für Tag wenden sich in der Schweiz rund 12 Personen an die Polizei, weil ihnen oder jemandem in ihrem Umfeld sexualisierte Gewalt angetan wurde. Die meisten Betroffenen suchen jedoch leider keine Hilfe - manchmal erfahren nicht einmal Freundinnen, Freunde oder die Familie davon.

Als Bundesrätin und Gleichstellungsministerin ist es mir ein wichtiges Anliegen, mich für die Bekämpfung und die Prävention von sexualisierter Gewalt und die Unterstützung der Betroffenen einzusetzen. Auch wenn sich sexualisierte Gewalt besonders häufig gegen Frauen und weiblich gelesene Personen richtet, verdient jeder Mensch eine angemessene Antwort auf die Gewalt, die sie oder er erfahren hat. Die Behörden aller staatlichen Ebenen müssen dem Vertrauen gerecht werden, das die Opfer in sie setzen.

Es ist nicht verhandelbar: Alle Menschen in der Schweiz haben Anrecht auf ein Leben in Sicherheit, Freiheit und Würde. Dies bedeutet für mich, dass Menschen selbstbestimmt über sich und ihren Körper verfügen dürfen und niemand Angst haben soll vor Übergriffen.

Mein aufrichtiger Dank gilt Agota Lavoyer und Sim Eggler für ihr unermüdliches Engagement zu diesem wichtigen Thema. Ich gratuliere ihnen herzlich zu diesem Buch. Es erfordert Mut und Mitgefühl, für seine Werte und Rechte einzustehen. Sie durchzusetzen. Sei es für sich selbst. Sei es für andere.

Mögen Sie das Buch in diesem doppelten Sinn lesen: Lassen Sie sich ermutigen und ermutigen Sie andere, damit die Nulltoleranz unsere gemeinsame Antwort auf die Gewalt werden möge. Ich wünsche Ihnen eine stärkende Lektüre.

Elisabeth Baume-Schneider, Bundesrätin,
Vorsteherin Eidgenössisches Departement des Innern (EDI)

Dieses Buch ist für dich.

Liebe:r Leser:in

Dieses Buch ist für dich.

- Wenn du erlebt hast, dass deine persönlichen Grenzen überschritten wurden. Wenn du ungefragt angefasst wurdest oder dein Nein nicht gehört wurde.
- Egal, ob du diese Erfahrungen als Kind, Jugendliche:r oder Erwachsene:r gemacht hast. Ob dies gestern war oder lange zurückliegt.
- Egal, ob du einmalig oder über Jahre hinweg sexualisierte Gewalt erfahren hast. Ob andere das, was du erfahren hast, als «leichte» oder «schwere» Gewalt oder gar nicht als sexualisierte Gewalt einordnen.
- Unabhängig davon, welches Geschlecht oder welche sexuelle Orientierung du hast.
- Egal, ob du dich das erste Mal mit deinen Erfahrungen beschäftigst oder ob du bereits einen langen Weg hinter dir hast.
- Wenn du deine Gefühle und dein Erleben nicht einordnen kannst oder Antworten auf offene Fragen suchst. Wenn du dich für Ideen und Wege interessierst, die dich unterstützen können.

Dieses Buch ist auch für dich.

Wenn du jemanden mit solchen Erfahrungen kennst und wissen möchtest, wie du die Person am besten unterstützen kannst und was du nicht tun solltest. Und wo auch du Unterstützung für *deine* Unterstützung findest.

Du-Form
Wie Sie sehen, wie du siehst, verwenden wir die Du-Form. Wir möchten damit eine Atmosphäre schaffen, die den Zugang zum Inhalt des Buches erleichtert und uns eine Offenheit und vielleicht auch Nähe in der Kommunikation ermöglicht. Wir hoffen, dass dies für Sie/dich in Ordnung ist.

Was wir mit diesem Buch möchten

Wir möchten mit diesem Buch dazu beitragen, dass sexualisierte Gewalt enttabuisiert und entstigmatisiert wird, damit aus der Sprachlosigkeit ein Sprechen entstehen kann. Und wir möchten Ermutigungen zukommen lassen. Ermutigungen für dich. Es gibt nicht *den* einen richtigen Weg, wenn ein Mensch Gewalt erfahren hat. Jeder Mensch kann und muss für sich den eigenen passenden Weg finden. Dafür möchten wir dir Wissen und Informationen vermitteln und Ideen, Impulse und Methoden mitgeben. Ein Weg ist nie eine gerade Linie, sondern eher eine Reise mit Höhen und Tiefen und Kurven. Und diese Reise bestimmst du.

Wie dieses Buch lesen?

Das Buch, das Thema und eigene Erfahrungen können sehr unterschiedliche, vielleicht auch widersprüchliche, sich kompliziert anfühlende, verwirrende, verunsichernde Gefühle auslösen. Das ist in Ordnung. Das Thema ist komplex und so sind auch unsere Reaktionen darauf. Schau, was dich anspricht und unterstützt - lass aber auch sein, was nicht für dich passt. Nutze dieses Buch so, wie es für dich stimmt: Lies vielleicht von A-Z alles durch, lies intuitiv einzelne Teile oder lies kreuz und quer. Guck, wo du dich wiederfindest. Achte beim Lesen gut auf dich. Nimm dir Zeit. Mach Pausen, wenn du diese brauchst. Atme durch, bewege dich oder geh eine Runde laufen.

Wir laden dich im Buch immer wieder mal **mit diesem Blumensymbol** ein, auf deinen Atem zu achten. Vielleicht bewusst ein- und auszuatmen und zu schauen, wo der Atem hinfliesst.

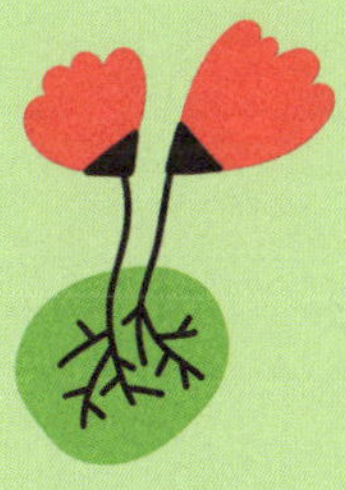

Welche Begriffe verwenden wir in diesem Buch?

Sexualisierte Gewalt Wir sprechen von sexualisierter Gewalt und nicht von sexueller Gewalt. Den Begriff *sexuelle Gewalt* verwenden wir einzig gezielt in juristischen Kontexten, da dieser dort bestimmte Formen von Gewalt bezeichnet.

Betroffene:r Es gibt unterschiedliche Begriffe, wie Menschen, die Gewalt erfahren (haben), bezeichnet werden können: Betroffene:r, Opfer, Überlebende:r. Wichtig ist: Du entscheidest, welchen Begriff du für dich verwendet haben möchtest und kannst dies anderen gegenüber auch so sagen. Umgekehrt gilt es, die Selbstbezeichnung anderer zu respektieren. Sei dir bewusst, dass es Kontexte gibt - insbesondere im juristischen Bereich - wo es nicht in deiner Hand liegt, welche Bezeichnung verwendet wird. In diesem Buch, aber auch in unserer sonstigen Arbeit, sprechen wir grundsätzlich von Betroffenen und nicht von Opfern. Den Begriff Opfer verwenden wir nur sehr gezielt im juristischen Kontext, da dies dort ein spezifischer Begriff ist, mit dem bestimmte Rechte (und Pflichten) verbunden sind.

Gewaltausübende:r In der Regel sprechen wir von Gewaltausübenden oder gewaltausübenden Personen. Im juristischen Kontext verwenden wir auch den Begriff Tatpersonen. Zudem sprechen wir über Gewaltausübende in der Einzahl. Falls mehrere Personen gemeinsam Gewalt ausgeübt haben, denk dir hier die Mehrzahl.

Cis *Cis* ist ein Adjektiv, zum Beispiel cis Frau, und bedeutet, dass sich eine Person dem Geschlecht, das ihr bei der Geburt zugewiesen wurde, zugehörig fühlt.

Trans und nicht binär Wir verwenden die Adjektive *trans* und *nicht binär* aus Platzgründen als Oberbegriffe stellvertretend für alle Menschen, die nicht cis sind, auch genderqueere, agender, genderfluide und weitere Personen. Dies bildet also viele unterschiedliche Selbstbezeichnungen und Realitäten von Menschen ab.

Selbstbezeichnungen Wir orientieren uns an Selbstbezeichnungen von Betroffenen. So verwenden wir zum Beispiel aufgrund der Empfehlungen von Body Respect Schweiz den Begriff dick für Menschen, die aufgrund ihres Gewichts die gesellschaftlichen Körpernormen nicht erfüllen. Andere Beispiele sind Schwarz, behindert oder neurodivergent. Wir sind uns bewusst, dass alle Menschen für sich unterschiedliche Bezeichnungen wählen und hoffen, dass du dich hier (trotzdem) gesehen fühlst.

Wer wir sind

Wir, Sim und Agota, schreiben hier mit dem Wissen, das wir uns in unserer Arbeit zum Thema Gewalt in der Prävention, Bildung, Beratung von Betroffenen und der politischen Arbeit angeeignet haben *(Experts by profession)*. Wir schreiben hier aber auch als Erfahrungsexpert:innen, die selbst sexualisierte Gewalt erfahren haben und diese wohl auch in Zukunft wieder erfahren werden *(Experts by experience)*. Genauso schreiben wir als Bezugspersonen von Betroffenen in unserem Umfeld. Es sind viele Menschen - wir sind viele. Und je mehr und offener wir darüber sprechen, desto eher ermutigen wir andere, auch über ihre eigenen Erfahrungen zu reden. Unser Wissen haben auch wir vielen anderen *Experts by profession* und *Experts by experience* zu verdanken, mit denen wir zusammenarbeiten durften.

Inklusion

Die Vielfalt der Betroffenen ist gross und genauso vielfältig sind auch die Fragen und Herausforderungen, vor denen jede:r Einzelne steht. So können sich die Situationen und Betroffenheiten von Menschen je nach Geschlecht, Sexualität, Alter, Migrationskontext, Behinderung, chronischer Erkrankung, Aussehen oder durch andere Faktoren unterscheiden. Wir haben versucht, dieses Buch inklusiv zu schreiben. Das bedeutet, dass wir überall möglichst viele Betroffene mitbedenken möchten. Uns ist bewusst, dass wir aufgrund des begrenzten Platzes nicht alle Betroffenen direkt ansprechen und nicht alles bedenken können. Wir hoffen jedoch, dass auch du dich hier wiederfindest.

Wir hoffen, dass du dich im Buch wiederfindest.

Ermutigungen.

Für deinen Weg im Umgang mit deinen Erfahrungen möchten wir dir einige Ermutigungen mitgeben.

Gut, dass du hier bist.

Vielleicht hast du sexualisierte Gewalt erfahren. Vielleicht beschäftigt dich dies im Alltag oder in bestimmten Situationen. Vielleicht denkst du, du wirst dein Leben lang Narben mit dir tragen. Vielleicht hatte es auch wenig Auswirkungen auf dich. Vielleicht ist es das erste Mal, dass du dich mit deinen Erfahrungen von sexualisierter Gewalt auseinandersetzt. Vielleicht beschäftigst du dich schon seit Jahren damit und erhoffst dir ganz bestimmte Antworten aus diesem Buch. Wieso auch immer du hier bist und diese Zeilen liest: Gut, dass du hier bist.

Du bist nicht allein.

Viele Menschen erfahren einmal, mehrmals oder regelmässig in ihrem Leben sexualisierte Gewalt. Wir wissen, dass die Zahlen noch um einiges höher sind, als die bisher spärlichen Statistiken und Umfragen in der Schweiz zeigen. Die Zahlen variieren von Betroffenengruppe zu Betroffenengruppe: Bei Menschen, die von anderen als weiblich eingeordnet werden, müssen wir von einer Betroffenheit von praktisch 100 % ausgehen. Eine kurze Umfrage in deinem Umfeld, bei der du fragst, ob jemand bereits einmal ungewollt sexualisierte Berührungen, Blicke oder Worte erlebt hat, wird dies bestätigen. Nicht alle werden dies als Gewalt einordnen - deshalb würde die Frage, ob sie bereits sexualisierte Gewalt erlebt haben, wohl ein anderes Resultat bringen. Hier gibt es noch viel Bewusstsein zu schaffen. Wir sind viele. Dies zu erkennen, kann traurig und wütend machen - es kann aber auch ein Potenzial sein, sich gegenseitig zu unterstützen, Verständnis zu zeigen, Erfahrungen zu teilen und solidarisch zu sein.

Wir glauben dir.

Vielleicht wurde dir gesagt: «Bist du sicher?», «Er hat es sicher nicht so gemeint», «So schlimm war es doch nicht» oder «Vergiss es, schau nach vorn». Viele Betroffene erleben, dass ihnen entweder nicht geglaubt, sie nicht ernst genommen oder ihre Erfahrungen kleingeredet werden.

Wir glauben dir.

Wieso wird mir nicht geglaubt?

Dass Betroffenen von sexualisierter Gewalt nicht geglaubt wird, ist kein Zufall und hat sehr wenig mit den individuellen Personen und ihren Erlebnissen zu tun. Dafür umso mehr mit falschen und doch weit verbreiteten Ansichten über sexualisierte Gewalt. Die Erzählung, dass insbesondere Frauen besonders häufig über sexualisierte Gewalt lügen würden, ist nicht nur erwiesenermassen falsch, sie ist zutiefst frauenverachtend. Ebenso falsch sind Annahmen, dass trans, behinderte, dicke oder alte Menschen oder cis Männer keine sexualisierte Gewalt erfahren.

Es gibt viele Gründe, warum Menschen dir nicht glauben, nicht glauben wollen, nicht glauben können. Vielleicht wollen sie nicht anerkennen oder sich eingestehen, wie weitverbreitet sexualisierte Gewalt ist. Vielleicht wollen sie sich damit schützen, vor dem Schmerz, den diese Erkenntnis auslösen könnte. Vielleicht haben sie ein stereotypes Bild von gewaltausübenden Personen und wenn die von dir beschuldigte Person nicht diesem Stereotyp entspricht, können sie sich schlicht nicht vorstellen, dass es wahr sein könnte. Vielleicht sind sie auch geprägt vom Bild, dass sexualisierte Gewalt immer mit brutaler Gewalt einhergeht, und wenn dies nicht der Fall ist, definieren sie den Vorfall als reines Missverständnis. Vielleicht wissen sie nicht, wie sie reagieren sollen, sind selber überfordert und reagieren deshalb abwehrend. Vielleicht sind sie selbst betroffen und schützen sich, indem sie verdrängen und vermeiden, über das Thema nachzudenken.

Du bist nicht schuld.

Egal, was dir bisher gesagt wurde: Du bist nicht schuld an dem, was mit dir gemacht wurde. Die Person, die sexualisierte Gewalt erfährt, ist niemals selbst schuld. Die Verantwortung dafür liegt immer bei den Personen, die Gewalt ausüben. Sie sind es, die gehandelt haben. Sie sind es, die die Entscheidung getroffen haben, deine sexuelle Integrität zu verletzen, deine Bedürfnisse zu ignorieren und deinen Willen zu übergehen. Sie sind in der Verantwortung für das, was sie gemacht haben.

Möglicherweise wünschst du dir, du hättest dich anders verhalten, dich anders gekleidet, hättest andere Entscheidungen getroffen oder dich mit anderen Menschen umgeben. Und möglicherweise gibst du dir deshalb die Schuld oder eine Mitschuld. Das ist nachvollziehbar, denn dahinter steht die systematische und über lange Zeit eingeübte gesellschaftliche Reaktion, die Schuld immer zuerst bei der betroffenen Person zu suchen. Umso wichtiger ist es, dass du dir bewusst bist: Niemand hat(te) das Recht, dir Gewalt anzutun.

Konsum von Alkohol und anderen Substanzen

Der Konsum von Alkohol, chemischen und anderen Substanzen erhöht das Risiko für sexualisierte Gewalt sowohl auf Seiten der Betroffenen als auch auf Seiten der Gewaltausübenden. Sei dies während sexueller Begegnungen, sei es in Kontexten, die keinen sexuellen Bezug haben, wie zum Beispiel in öffentlichen Verkehrsmitteln. Bei Substanzen, egal ob Alkohol, Ketamin, Kokain, Poppers oder anderen, kann es um eine durchaus erwünschte Enthemmung und Grenzverschiebung gehen - weshalb auch von sexualisiertem Substanzkonsum gesprochen werden kann, der weitverbreitet ist. Doch auch wenn du dir des Risikos bewusst warst, als du konsumiert hast, bedeutet dies nicht, dass dich eine (Mit-)Schuld trifft und die Gewalt in Verbindung mit Substanzen darf nicht bagatellisiert werden. Die Verantwortung liegt immer bei der gewaltausübenden Person, die eine Situation ausnutzt.

Körperliche Reaktionen

Es ist wichtig zu wissen: Du hast keine Kontrolle darüber, wie dein Körper während einer Gewalterfahrung reagiert. Es ist möglich, dass dein Genital

Die Verantwortung liegt immer bei den Personen, die Gewalt ausüben.

anschwillt, feucht wird, die Farbe verändert oder sich die Spannung entlädt, möglicherweise auch mit einem Erguss von Flüssigkeit. Gerade gegenüber Kindern und Jugendlichen nutzen Gewaltausübende solche körperlichen Reaktionen aus und sagen: «Siehst du, du willst es ja auch.» Das alles ist jedoch kein Zeichen von Lust, sexueller Erregung oder (nonverbaler) Zustimmung. Wissenschaftler:innen haben bereits Mitte des 20. Jahrhunderts herausgefunden, dass die Lustkurve nicht der körperlichen «Erregungs»kurve entspricht. Erklärt wird eine Entladung damit, dass das zentrale Nervensystem in einer Extremsituation eine Überreizung abbauen will. Das alles sind physiologische, also körperliche Reaktionen auf Reize von aussen, die du nicht kontrollieren kannst. Du trägst keine Mitverantwortung und keine Mitschuld an dem Geschehen. Die Verantwortung liegt bei der gewaltausübenden Person, die diese Situation und die Reaktion deines Körpers ausnutzt.

Bilder und Videos

Auch hier: Nein, auch wenn du mit der Aufnahme von Fotos und Videos einverstanden warst, trägst du keine Mitschuld, wenn diese anschliessend gegen deinen Willen weiterverbreitet und verwendet werden. Einvernehmliche Aufnahme und Austausch bedeutet nicht eine einvernehmliche Veröffentlichung oder Weitergabe. Die Verantwortung liegt auch hier bei der Person, die dies tut.

Verantwortung für weitere Gewalttaten

Vielleicht stellst du dir die Frage, ob du mitverantwortlich bist, wenn die Person, die dir Gewalt angetan hat, in Zukunft auch anderen Gewalt antut? Machst du dir Vorwürfe, weil du keine Anzeige oder Meldung erstattet hast? Diese Gedanken und Gefühle sind sehr verständlich und sprechen für dich. Auch wenn es dir diese Gedanken und Gefühle vielleicht nicht (ganz) nehmen mag, ist es uns immens wichtig, dir zu sagen: Nein, es liegt nicht in deiner Verantwortung. Nein, es ist nicht deine Schuld. Die Schuld und die Verantwortung liegen allein bei der gewaltausübenden Person. Du bist nicht verpflichtet, Anzeige zu erstatten oder Meldung zu machen.

Du bist nicht illoyal.

Vielleicht hast du selbst oder bekommst durch andere das Gefühl, dass du unsolidarisch oder illoyal gegenüber deiner Community, (gewählten) Familie oder anderen, dir wichtigen Menschen bist, wenn du über deine Gewalterfahrung sprichst? Nein, du verrätst keine Gemeinschaft oder Beziehung, wenn du für dich einstehst. Es ist nachvollziehbar, dass sich Communities, die zum Beispiel aufgrund von Queerfeindlichkeit oder Rassismus von aussen Gewalt erfahren, schwer damit tun, wenn Probleme wie sexualisierte Gewalt angesprochen werden.

Die Befürchtung, dass dies als Vorwand für noch mehr Feindlichkeit instrumentalisiert wird, ist berechtigt und kann in einer Community den impliziten oder expliziten Druck erzeugen, nicht über sexualisierte Gewalt zu sprechen, um die eigene Community zu schützen. Loyalität und eine erhoffte Sicherheit für die Gemeinschaft, und damit auch für ihre einzelnen Mitglieder, sollten aber nicht über das Wohl und die Sicherheit der Einzelnen gestellt werden. Die Haltung muss klar sein: Sexualisierte Gewalt wird nicht toleriert und die Betroffenen haben ein Recht auf Sicherheit, auch innerhalb einer Gemeinschaft.

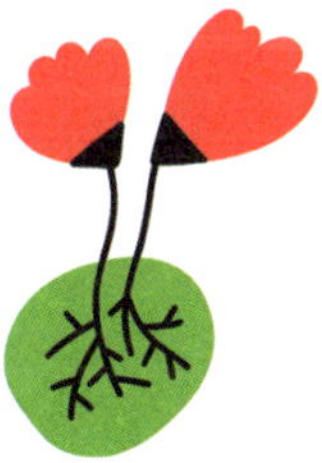

1

Sexualisierte Gewalt

Was ist sexualisierte Gewalt? Wo wird sie ausgeübt? Wer ist betroffen? Und wer ist gewaltausübend? Zu diesen grundlegenden Fragen findest du in diesem Kapitel Antworten.

Was ist sexualisierte Gewalt?

Wann handelt es sich um sexualisierte Gewalt? Welche Formen gibt es? Und in welchen Kontexten wird sexualisierte Gewalt ausgeübt?

Wo beginnt sexualisierte Gewalt? Und wer entscheidet, ob etwas gewaltvoll ist? Die Grundregel ist: Du als Betroffene:r entscheidest, ob sich etwas als grenzüberschreitend und gewaltvoll anfühlt. Gewalt beginnt nicht erst da, wo es für andere von aussen «erkennbar» scheint. Gleichzeitig ist es möglich, dass es den Blick und das Wissen anderer braucht, um selbst etwas als Gewalt einzuordnen und anzuerkennen. Denn nicht immer ist es uns möglich, Grenzüberschreitungen und gewaltvolle Handlungen als solche zu sehen und auch zu spüren: Sei es, weil wir es nicht wahrhaben wollen. Oder auch, weil wir uns daran gewöhnt haben.

Breite Definition von sexualisierter Gewalt

Wir definieren *sexualisierte Gewalt* als alle unerwünschten Handlungen, die ein Eingriff in deine sexuelle Selbstbestimmung sind und deine sexuelle Integrität (Unversehrtheit) verletzen. Es handelt sich um unerwünschte sexuelle Handlungen und Handlungen, die einen Bezug zu deiner Sexualität haben.

Wir arbeiten mit dieser breiten Definition von sexualisierter Gewalt, um möglichst alle unterschiedlichen Erfahrungen abzudecken. Nicht alle dieser Handlungen sind durch das Strafgesetz abgedeckt, denn das Recht ist immer einen Schritt hinter der gesellschaftlichen Realität zurück. Diese Definition entspricht auch nicht dem juristischen Begriff von sexueller Gewalt, der nur bestimmte Formen von sexualisierter Gewalt (wie Vergewaltigung, sexueller Übergriff und Nötigung) abdeckt und diese von anderen Formen wie Belästigung abgrenzt. Wir machen diese Unterscheidung nicht, sondern benennen alle Formen von sexualisierten Grenzüberschreitungen als Gewalt (Genaueres zur aktuellen juristischen Regelung siehe Kapitel 8, «Strafverfolgung», Seite 175).

Wann ist eine Handlung sexualisiert?

Der sexuelle Bezug kann sich daraus ergeben, dass

- die Handlung allgemein als sexuell eingestuft wird, zum Beispiel ein Zungenkuss.
- der Kontext sexuell ist, zum Beispiel eine sexuelle Begegnung.
- die Intention der ausübenden Person sexuell ist.
- die Handlung von der betroffenen Person als sexualisiert empfunden wird.

Es ist möglich, dass eine Handlung von der ausübenden Person nicht als sexualisierte Handlung eingestuft wird - es sich für die betroffene Person jedoch sexualisiert gewaltvoll anfühlt. Zum Beispiel bei medizinischen Handlungen an bestimmten Körperteilen: So kann es sein, dass medizinische Untersuchungen und Eingriffe als gewaltvoll erfahren werden. Sei es, weil die betroffene Person nicht vollumfänglich über die medizinischen Handlungen informiert wurde, ihr Einverständnis nicht eingeholt wurde oder aufgrund der Art und Weise der Durchführung.

Zusätzlich kann sexualisierte Gewalt Feindlichkeiten aufgrund von spezifischen Persönlichkeitsmerkmalen umfassen, so kann sie beispielsweise Aspekte von Dicken-, Bi+-, Schwulen- oder Lesbenfeindlichkeit, Rassismus oder Behindertenfeindlichkeit aufweisen. Nehmen wir das Beispiel einer trans Person, die sexualisierte Gewalt erfahren hat: Bei dieser Gewalterfahrung kann die Transfeindlichkeit die sexualisierte Komponente überwiegen (sexualisierte Transfeindlichkeit). Es ist aber auch möglich, dass dieselbe Tat sich in erster Linie als sexualisierte Gewalt anfühlt (transfeindliche sexualisierte Gewalt). Dieses Überwiegen der einen oder anderen Komponente kann sich verändern und ist nicht für jede Person und für jede Erfahrung gleich.

Sexualisierte Gewalt kann von Einzelpersonen oder von mehreren Personen gemeinsam ausgeübt werden. Bei mehreren Personen können die Einzelnen unterschiedliche Rollen einnehmen und beispielsweise selbst nicht aktiv tätlich werden, jedoch als Anstiftende oder Bystander (Zuschauende) eine Rolle einnehmen, die Gewalt ermöglicht. Auch das kann strafbar sein.

Formen von sexualisierter Gewalt

Wir zeigen verschiedene Formen von sexualisierter Gewalt auf. Dabei orientieren wir uns nicht einzig am Strafrecht, denn nicht jede dieser Formen wird zurzeit explizit als Straftat erfasst. Zudem kann es sein, dass die fachlichen und juristischen Begriffe nicht dieselben sind (zum Strafrecht siehe Seite 180). Es ist uns auch wichtig, anzumerken, dass wir die verschiedenen Formen von sexualisierter Gewalt grundsätzlich nicht hierarchisieren. Wie schlimm oder folgenschwer eine Gewalterfahrung für eine Person ist, kann nur die Person selbst sagen.

Sexualisierte Belästigung - ein Sammelbegriff

Sexualisierte Belästigung ist ein Begriff, der unterschiedliche Handlungen beschreibt. Belästigungen können mit körperlichen Berührungen, Worten, Blicken, Gesten oder Geräuschen ausgeübt werden oder aus Bild, Ton oder Text bestehen. Sie können überall ausgeübt werden, in der Öffentlichkeit, am Arbeitsplatz, in der Ausbildung, im Privaten, in der Freizeit, im digitalen Raum. Dies ist eine nicht abschliessende Liste möglicher Formen von sexualisierter Belästigung:

- **Catcalling:** sexualisiertes Nachrufen, Reden, Pfeifen oder sonstige Geräusche machen
- taxierende **Blicke**
- sexistische und diskriminierende **Sprüche und Witze** über Geschlechtsmerkmale, sexuelles Verhalten, sexuelle Orientierung oder Geschlechtsidentität
- anzügliche oder zweideutige **Bemerkungen** über Aussehen, Figur, Kleidung oder Körper

- unerwünschte **Erzählungen** über sexuelles Verhalten
- nicht konsensuelles **Vorzeigen, Aufhängen, Auflegen oder Versenden** von Texten und Bildern mit sexuell konnotierten Inhalten wie Kalender, Nudes oder Dickpics
- scheinbar zufällige, unerwünschte **Körperkontakte**
- unerwünschte **Berührungen**
- unerwünschte **Einladungen** mit eindeutiger Absicht
- **Annäherungsversuche**, die mit Versprechen von Vorteilen oder Androhen von Nachteilen einhergehen
- **(Cyber-)Grooming**, also das Anbahnen von Kontakten und der Aufbau einer emotionalen Verbundenheit mit Kindern und Jugendlichen (und manchmal auch deren Familie) mit dem Ziel, sexualisierte Gewalt auszuüben
- **Exhibitionismus**, also das nicht konsensuelle Entblössen der Genitalien gegenüber anderen Menschen

Sexuelle Übergriffe und Nötigung - ein Sammelbegriff

Sexueller Übergriff und *sexuelle Nötigung* sind ebenfalls als juristische Sammelbegriffe zu verstehen, unter denen unterschiedliche Formen sexualisierter Gewalt zusammengefasst werden. Grundsätzlich handelt es sich um erzwungene oder aufgezwungene sexualisierte Handlungen, die als intensiver und schwerwiegender eingestuft werden als sexualisierte Belästigungen, aber kein Eindringen in eine Körperöffnung beinhalten (das wäre dann Vergewaltigung). Die Grenzen zwischen sexualisierter Belästigung, sexueller Nötigung und sexuellem Übergriff sind nicht immer eindeutig zu ziehen. Beispiel: Während das nicht einvernehmliche und ganz kurze sexualisierte Berühren über der Kleidung in der Regel juristisch als sexuelle Belästigung eingeordnet wird, ist das kurze nicht einvernehmliche sexualisierte Berühren unter der Kleidung sexuelle Nötigung. Gleichzeitig kann eine absichtliche und längere Berührung über der Kleidung wiederum auch schon sexuelle Nötigung sein.

Vergewaltigung

Unter einer *Vergewaltigung* wird grundsätzlich das Eindringen in Körperöffnungen (Genital, Anus und Mund) durch Genital, Finger oder Gegenstand oder das Umschliessen eines Genitals (durch Fellatio oder

Circlusion) verstanden. Die juristische Definition war in der Schweiz bei den Fällen bis zum 31. Juni 2024 noch auf ein Penis-in-Vagina-Eindringen beschränkt (zum Strafrecht siehe Seite 180).

Spiking

Beim sogenannten *Spiking* wird Menschen ohne ihr Wissen eine Substanz verabreicht. Dies kann ein Betäubungs- oder Beruhigungsmittel sein. Ziel ist es, die Person bewusstlos oder reaktionsunfähig zu machen und beispielsweise sexualisierte Gewalt auszuüben. Beim *Needle Spiking* geschieht dies mittels einer Spritze, während beim *Drink Spiking* das Pulver oder die Flüssigkeit einem Getränk beigemischt wird (siehe auch K.O.-Tropfen, Seite 116).

Stealthing

In der Schweiz wird *Stealthing* bisher so definiert: Eine Person verwendet gegen den Willen der anderen Person kein Kondom. In anderen Ländern wird auch das Nichtverwenden von *Dental Dams* und anderen Barrieren entgegen dem Willen der anderen Person als Stealthing verstanden.

Revenge Porn & Deep Fakes

Bei Rachepornografie *(Revenge Porn)* teilt, zeigt oder verwendet die gewaltausübende Person echte oder mittels künstlicher Intelligenz hergestellte Bilder oder Videos. Echte Bilder zeigen oft ehemalige Partner:innen. Diese Bilder oder Videos wurden häufig zunächst konsensuell im Rahmen eines *Sextings* ausgetauscht oder während sexueller Handlungen angefertigt. Die weitere Verwendung ist hingegen dann nicht konsensuell, sondern gewaltvoll. Bei künstlich hergestellten Bildern und Videos werden Menschen täuschend echt nackt und/oder bei sexuellen Handlungen gezeigt. Aufgrund der technologischen Entwicklung wird es immer einfacher, *Deep Fakes* (sogenannte *Deep Nudes* oder *Deep Porn*), also gefälschte Bilder und Videos herzustellen. Diese Bilder und Videos werden veröffentlicht und teilweise auf Plattformen wie Pornhub gestellt.

Sextortion

Auch bei *Sextortion* werden echte oder mittels künstlicher Intelligenz hergestellte Bilder oder Videos genutzt. Sextortion ist eine Methode der

Deep Fakes sind täuschend echte, jedoch künstlich hergestellte Bilder oder Videos.

Erpressung, bei der mit Bildmaterial Druck auf die betroffene Person ausgeübt wird. Hinter derlei Erpressungsversuchen können international organisierte Strukturen stecken. Klassischerweise erhalten die Betroffenen auf Social Media oder Dating-Plattformen eine Kontaktanfrage von einer Person, die sie in einen Videochat lockt und dort dazu bringt, sich zu entblössen oder sexuelle Handlungen vorzunehmen. Das heimlich aufgenommene Bildmaterial wird anschliessend verwendet, um Geld zu erpressen, es wird damit gedroht, das Material an Familie, Arbeitgeber:innen und andere Personen aus dem Umfeld der:des Betroffenen zu schicken oder es auf Social Media zu stellen. Bei der Spam-Variante (auch *Fake Sextortion* genannt) werden E-Mails als leere Drohungen verschickt.

HINWEIS | Cyberkriminalität Mehr Informationen zu Sextortion findest du bei der Schweizer Kriminalprävention www.skppsc.ch. Fake-Sextortion-E-Mails kannst du an das Bundesamt für Cybersicherheit (BACS) weiterleiten: www.report.ncsc.admin.ch.

Stalking

Stalking ist ein wiederholtes Belästigen oder Verfolgen einer Person, so dass sie in ihrem Leben eingeschränkt und in ihrer Sicherheit bedroht ist und psychische oder körperliche Folgen spürt. Stalker:innen können bekannte oder unbekannte Personen sein - besonders oft sind es ehemalige Partner:innen. Dabei kann Stalking auf verschiedene Weise geschehen, zum Beispiel durch Telefonanrufe, Textnachrichten, Besuche, durch Beobachtet- und/oder Verfolgtwerden, durch Geschenke, Warenbestellungen im Namen der Betroffenen, aber auch durch körperliche Gewalt. Diese Gewalt kann sexualisierter Art sein. Stalkinghandlungen, die online stattfinden oder für welche digitale Technologien verwendet werden, werden Cyber-Stalking genannt. Einzelne Handlungen können vielleicht harmlos erscheinen, doch die Wiederholungen, die zeitliche Dauer, das Zusammenkommen unterschiedlicher Handlungen und auch das Involvieren des Umfelds können diese gewaltvoll machen.

Fetischisierung kann gewaltvoll sein.

Hogging

Hogging ist eine Form von sexualisierter Gewalt, die dicke Menschen erfahren können. Es bezeichnet eine Praxis, bei der cis Männer mit ihren Freunden darum wetteifern, wer die für sie unattraktivste oder dickste Frau rumkriegen kann, um sie daraufhin gemeinsam mit den Freunden abzuwerten und lächerlich zu machen. (Wir verwenden hier die gegenderte Formulierung, weil dies in aller Regel als Gewalt von cis Männern an weiblich gelesenen Personen auftritt.)

«Korrigierende» sexualisierte Gewalt

Lesbische, bi+, schwule, trans, intergeschlechtliche und/oder asexuelle Menschen können sogenannte *corrective* sexualisierte Gewalt erfahren. Hier wird Betroffenen mit dem Ziel, ihre sexuelle Orientierung oder ihr Geschlecht zu «korrigieren» oder zu «heilen», Gewalt angetan.

Fetischisierung, Hypersexualisierung, Sexotisierung, Entsexualisierung

Wir möchten vier Formen von problematischem sexualisiertem Verhalten aufzeigen, die eng mit Diskriminierungen wie zum Beispiel Rassismus, Trans-, Behinderten- und Dickenfeindlichkeit verbunden sind:

- **Fetischisierung** bedeutet, dass Menschen aufgrund bestimmter Merkmale auf eine sexualisierende Art und Weise zum Objekt gemacht werden. Dies können beispielsweise dicke, behinderte, trans, intergeschlechtliche, Schwarze Menschen und Menschen of Color sein.
- Bei **Hypersexualisierung** sprechen wir hier von Zuschreibungen, dass bestimmte Menschen gesteigerte sexuelle Bedürfnisse und Aktivitäten hätten. Beispielsweise Schwarze, asiatisch aussehende, trans und bi+ weiblich gelesene Personen kennen diese gewaltvollen Zuschreibungen.
- Auf der anderen Seite erfahren beispielsweise behinderte, alte oder dicke Menschen eine Art **Entsexualisierung**, in dem ihnen abgesprochen wird, sexuell aktiv und/oder begehrenswert zu sein.
- **Exotisierung** bedeutet, einer Person ein Fremdsein - teilweise auch im Sinne von entdeckenswert und eroberungswert - zuzuschreiben. In Kombination mit einer Sexualisierung kann diese Erfahrung als Sexotisierung

bezeichnet werden (siehe dazu das Glossar von www.notoracism.ch/glossar). Betroffen davon sind vor allem Schwarze und asiatisch aussehende Menschen.

Fetischisierung, Hypersexualisierung, Entsexualisierung und Sexotisierung können gewaltvoll sein.

Wo wird sexualisierte Gewalt ausgeübt?

In welchen Kontexten und Räumen kann es zu sexualisierter Gewalt kommen? Die Antwort ist: Eigentlich überall, wo wir nicht allein sind. Es gibt keinen Raum, den wir mit anderen Menschen teilen, kein Beziehungsgeflecht, in dem es grundsätzlich nicht zu sexualisierter Gewalt kommen kann. Dies bedeutet nicht, dass es keine sicheren Räume gibt, allerdings existiert kein kollektiver Kontext, bei dem wir sexualisierte Gewalt per se ausschliessen können. Je ausgeprägter die Abhängigkeits- und Machtverhältnisse, desto risikoreicher ist ein Kontext. In unserer Gesellschaft kann Macht mit verschiedenen Faktoren verbunden sein wie Geld, Position, Status, Geschlecht, Alter, Aufenthaltsstatus, Aussehen, Gesundheit. Dementsprechend ergeben sich Abhängigkeitsverhältnisse, zum Beispiel aufgrund von Altersunterschieden, Pflegebedürftigkeit, emotionalen Bindungen, finanziellen oder aufenthaltsrechtlichen Gründen, Hierarchiestrukturen oder Wissen.

TIPP | Podcast einbiszwei Der Podcast über Sexismus, sexuelle Übergriffe und sexuelle Gewalt von der Unabhängigen Beauftragten für Fragen des sexuellen Kindesmissbrauchs (UBSKM) der deutschen Bundesregierung, www.beauftragte-missbrauch.de → Mediathek → Podcast oder auf Spotify oder Apple Podcasts.

Medizinischer Kontext

Bei Gewalt, die Patient:innen durch Fachpersonal erfahren, kann es um verschiedene Arten gehen:

- erkennbar sexualisierte Handlungen, zum Beispiel Belästigungen.
- Handlungen, bei denen die Fachperson den Charakter einer sexualisierten Handlung als medizinisch fachlich vortäuscht. (Dies ist ab 1. Juli 2024 explizit strafbar, siehe Seite 181.)
- medizinisch fachliche Handlungen, die von Patient:innen als gewaltvoll empfunden werden.

Bei Letzterem geht es um Handlungen, die als medizinisch gelten, jedoch ausserhalb des medizinischen Kontextes als sexualisierte Gewalt eingeordnet würden, aufgrund dessen, wie sie durchgeführt werden oder was sie bei den Patient:innen auslösen. Die Medikalisierung und Normalisierung der Handlungen verhindern, dass diese als sexualisierte Gewalt erkannt und anerkannt werden. Dies bedeutet nicht, dass diese Handlung immer und für jede Person eine gewaltvolle Erfahrung ist - wenn dies allerdings der Fall ist, soll sie auch als solche anerkannt werden. Diese Handlungen verstossen damit auch gegen das medizinethische Prinzip der Schadensvermeidung. Beispiele hierfür können Handlungen in der Gynäkologie und Geburtshilfe sein. Ein anderes Beispiel betrifft intergeschlechtliche Menschen, die in ihrer Kindheit und Jugend regelmässige Behandlungen und Untersuchungen, die oft medizinisch nicht notwendig sind, erfahren. Betroffene berichten darüber, wie gewaltvoll sie Genitaluntersuchungen mit Zuschauer:innen und unterschiedlichem Fachpersonal erlebten. Sie berichten zudem von unangebrachten und grenzüberschreitenden Fragen und die mit Operationen verbundenen Dilatationen und sensorischen Tests. Auch das Fotografieren und Filmen der intergeschlechtlichen Kinder und Jugendlichen, die Zugänglichkeit der Fotos und Videos und deren Verwendung in Publikationen, auf Konferenzen oder online verletzen die körperliche und sexuelle Selbstbestimmung. Ebenso berichten trans Personen von medizinischen Handlungen, die sie als gewaltvoll erfahren aufgrund der Art und Weise, wie sie durchgeführt werden, unnötigen Untersuchungen im Brust- oder Genitalbereich, unnötigen Fragen oder Voyeurismus durch das Fachpersonal.

Häusliche Gewalt

Gerade an Orten und durch Personen, an und mit denen wir uns sicher fühlen wollen und sollten, wie das eigene Zuhause, die Familie oder Menschen, mit denen wir enge Beziehungen haben, können wir von sexualisierter Gewalt betroffen sein. Häusliche Gewalt bezeichnet jede Form von Gewalt, die im sozialen Nahraum ausgeübt wird - also innerhalb von bestehenden oder ehemaligen Paarbeziehungen, innerhalb der Familie, im Zuhause. Häusliche Gewalt kann als körperliche, psychische, wirtschaftliche, soziale oder eben sexualisierte Gewalt vorkommen. Wir sprechen bei der Schnittmenge von sexualisierter Gewalt und häuslicher Gewalt von *sexualisierter häuslicher Gewalt*.

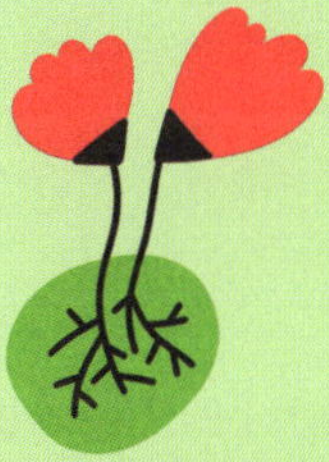

Wer ist betroffen, wo liegen die Ursachen?

Wie verbreitet ist sexualisierte Gewalt? Wer ist betroffen und wer übt aus? Wo sind die Wurzeln dieser Gewalt?

Wie verbreitet ist sexualisierte Gewalt?

Sexualisierte Gewalt ist in der Schweiz Alltag und weitverbreitet, das wissen wir. Doch liegt weiterhin im Dunkeln, wer wie oft im Laufe des Lebens welche Form von Gewalt erfährt. Bisher gibt es jährliche Kriminal-, Opferhilfe- und Gewaltberatungsstatistiken sowie die «Crime Survey» und weitere einzelne Berichte und Studien. In Zukunft wird der Bund auch endlich schweizweite Prävalenzstudien durchführen, die das Ausmass der Gewalt durch breite Bevölkerungsbefragungen besser ausleuchten wollen.

Wer ist von sexualisierter Gewalt betroffen?

Es kann alle treffen: Menschen jeden Geschlechts, Alters, sozioökonomischen Status, Aufenthaltsstatus, Aussehens, jeder Religion und sexuellen Orientierung. Es gibt nicht *das* Opfer. Es gibt sehr viele unterschiedliche Betroffene. Dabei können Geschlecht, Alter, sexuelle Orientierung, Körperform oder Gewicht, Behinderung oder Hautfarbe eine Rolle spielen und Abhängigkeiten können von den Gewaltausübenden ausgenutzt werden. Vielleicht hat die gewaltausübende Person dich ausgewählt, weil du ein Kind und männlich warst. Weil du pflegebedürftig oder Schwarz bist. Weil du lesbisch, bi+ oder schwul bist. Weil du auf deinen Job angewiesen bist. Weil du trans bist. Weil du dick und weiblich bist. Weil du asexuell bist.

Wir können aus Platzgründen hier leider nicht in Details gehen, möchten jedoch mehr Bewusstsein schaffen für die Situation von alten Menschen und von erwachsenen Männern:

Sexualisierte Gewalt in der Lebensgeschichte alter Menschen

Menschen können bis ins hohe Alter sexualisierte Gewalt erfahren. Sei es durch Pflegende, Mitbewohnende oder Partner:innen. Was jedoch oft nicht bedacht wird, sind die Gewalterfahrungen, die alte Menschen im Laufe ihres Lebens gemacht haben und die sich gerade im Alter wieder bemerkbar machen können. Es kann dabei um Gewalt in der Kindheit und Jugend gehen, wie auch um die Gewalt, die heterosexuelle Frauen in ihrer Ehe erfahren haben, weil es damals noch keine sexuelle Selbstbestimmung für Frauen gegeben hat. Über viele Generationen wurde propagiert, Sexualität zur Befriedigung der sexuellen Bedürfnisse des Mannes gehöre zu den ehelichen Pflichten einer Frau. Daher ist es wahrscheinlich, dass wir es heute in den älteren Generationen mit einer hohen Anzahl von Betroffenen zu tun haben. Wie wir im Kapitel 2, «Trauma und weitere Folgen», ab Seite 45 sehen werden, wird Gewalterfahrung zuweilen verdrängt, um überhaupt weiterleben zu können oder weil es noch nicht an der Zeit ist, sich damit zu beschäftigen. Wenn nun nach vielen Jahren aufgrund des Alterungsprozesses effektive Verdrängungsstrategien wegfallen und neue Faktoren wie Verlust von Autonomie und Kontrolle dazukommen, dann kann dies zu späten Traumareaktionen führen. Ein Auslöser können Pflegehandlungen sein, die nicht trauma- und gewaltsensibel ausgeführt werden. Diese Traumareaktionen werden oft nicht als solche erkannt und fälschlicherweise auf andere Ursachen wie Demenz, Altersdepression oder ein «schwieriges Verhalten» zurückgeführt. Dann wird vielfach zu Medikamenten gegriffen statt traumagerechte Unterstützung und Pflege anzubieten (siehe Seite 260).

Männer als Betroffene

Kannst du dir nur schwer vorstellen, als erwachsener Mann sexualisierte Gewalt zu erleben? Zweifeln andere an deinen Erfahrungen, weil du männlich bist? So geht es vielen betroffenen Männern. Damit verbunden ist eine grosse Tabuisierung, viel Scham und Selbstzweifel bei den Betroffenen. Viele haben Angst, nicht ernst genommen, angezweifelt und belächelt zu werden, auf Schweigen zu stossen und Witze zu ernten. Dass es uns fast unmöglich erscheint, auch erwachsene cis Männer könnten betroffen sein, rührt von stereotypen und auch falschen Bildern rund um Männlichkeiten, Körper und Sexualität: Männlich sein bedeutet demnach, immer stark zu sein, nie verletzbar. Sich immer wehren zu können und nie körperlich unterlegen zu sein. Dies ist schlicht falsch: Jeder Mensch kann in einen Schockzustand geraten und unfähig sein, irgendwas zu tun (siehe «Die 5 F», Seite 55). Und körperliche Unterlegenheit hat nichts mit Geschlecht zu tun. Auch die Vorstellung, dass cis Männer sexualisierte Handlungen durch cis Frauen nie als gewaltvoll, sondern immer als lustvoll erleben würden, ist falsch und bedient das Stereotyp, dass cis Männer immer und überall Lust auf Sex hätten und einen Leistungs- und Performancedruck mit sich bringen. (Dass körperliche Reaktionen kein Zeichen von Zustimmung und Lust sein müssen, thematisieren wir auf Seite 22. Im Gegenteil: Es kann Teil der Gewalt sein, diese körperlichen Reaktionen gegen den Willen des Betroffenen herbeizuführen und aufrechtzuerhalten.)

Veränderte und unsichtbare Betroffenheit im Laufe des Lebens

In der Schweiz sind ganz viele Menschen irgendwann in ihrem Leben von einer oder mehreren Formen sexualisierter Gewalt betroffen. Betroffenheit kann sich im Laufe des Lebens verändern - zum Beispiel mit dem Alter und durch andere biografische Veränderungen. Alte Menschen haben in ihren jungen Jahren zum Beispiel Belästigungen genauso erlebt wie jüngere Generationen heute. Diese Gewalterfahrungen können aufgrund der veränderten Lebensrealitäten von aussen nicht mehr wahrgenommen werden. Ein anderes Beispiel sind trans Männer, die in der Phase ihres Lebens, in der sie von aussen als weiblich eingeordnet wurden, aufgrund dessen Gewalt erfahren haben. In ihrem späteren Leben, in dem sie ein männliches *Passing* haben, sind sich viele Menschen rundherum dann nicht mehr bewusst, dass trans Männer höchstwahrscheinlich sexualisierte Gewalt erfahren haben. Eine weitere unsichtbare Betroffenheit haben Erwachsene, die in der Kindheit sexualisierte Gewalt erfahren haben.

Ursachen sexualisierter Gewalt

Wieso es sexualisierte Gewalt gibt, ist eine komplexe Frage und es gibt durchaus Uneinigkeit über die Ursachen. Uns ist wichtig: Entgegen den teilweise immer noch bestehenden Vorstellungen ist nur ein kleiner Teil der sexualisierten Gewalt auf pathologische Ursachen, also krankhafte Störungen der gewaltausübenden Person, zurückzuführen. Der allergrösste Teil der sexualisierten Gewalt hat andere, gesellschaftlich bedingte Ursachen. Dazu gehören gewaltbegünstigende Vorstellungen von Männlichkeit, Abhängigkeits- und Machtverhältnisse und Rape Culture.

Rape Culture könnte auf deutsch mit «Kultur der sexualisierten Gewalt» übersetzt werden. Sie ist fest verwurzelt in einer patriarchalen Gesellschaft, die massgeblich von Männern geprägt ist und in der Männer mehr Macht haben. Diese männliche Dominanz geht einher mit der Abwertung, Marginalisierung und Verachtung von Frauen, trans Personen und Weiblichkeit im Allgemeinen. Das führt dazu, dass in einer Rape Culture viele Formen sexualisierter Gewalt verharmlost oder gar ignoriert und Betroffene abgewertet und stigmatisiert werden, während die Gewaltausübenden entlastet werden. Sie führt dazu, dass den meisten Betroffenen ihre Erfahrungen abgesprochen werden und sie nicht die Unterstützung erhalten, die sie benötigen. In diesem Zusammenhang wird auch oft von Vergewaltigungsmythen gesprochen - eine Bezeichnung für alle stereotypen und unzutreffenden Annahmen rund um sexualisierte Gewalt.

Gewaltbegünstigende Vorstellungen von Männlichkeit beinhalten gesellschaftliche Bilder, Verhaltensweisen, Haltungen, Umgang mit Gefühlen

Normalisierung von Grenzüberschreitungen

In unserer Gesellschaft gibt es eine regelrechte gesellschaftliche Gewöhnung an Grenzüberschreitungen: So hören zum Beispiel dicke Kinder schon früh immer wieder explizit oder implizit, dass sie ihrem Körper nicht vertrauen können, indem ihnen gesagt wird, dass sie ihrem Hungergefühl und Appetit nicht trauen könnten. Schwarzen Kindern wird ungefragt in die Haare gefasst und so ihre Wahrnehmung der eigenen Grenzen und Rechte verschoben. Auch der obligate Kuss und das Auf-den-Schoss-genommen-Werden durch Verwandte ist ein solches Beispiel. So verlernen Kinder schon früh, auf ihren Körper zu hören und nehmen das mit in ihr Erwachsenenleben. Damit fehlt aber auch die Grundlage, um Respekt für den eigenen Körper und dessen Grenzen zu entwickeln und damit verbundene Gefühle selbst zu spüren und deren Respektierung durch andere zu erfahren und einzufordern.

Hinweis: Das Buch «Ist das okay? Ein Kinderfachbuch zur Prävention von sexualisierter Gewalt» von Agota Lavoyer und Anna-Lina Balke kann dich bei der (präventiven) Aufklärung und Sensibilisierung deines Kindes zu Grenzen, Grenzverletzungen und sexualisierter Gewalt unterstützen.

und Bedürfnissen, die dazu führen, dass sexualisierte Gewalt normalisiert, weitverbreitet und alltäglich ist. Diese sind omnipräsent und werden in unterschiedlichen Diskursen und Erzählungen produziert und reproduziert - sei es in der Populärkultur, in der Erziehung oder in der Werbung. Diese Vorstellungen funktionieren in Kombination mit anderen Feindlichkeiten.

Hinzu kommen weitere Faktoren wie Armut, Sucht, eigene Gewalterfahrungen, Brüche in der Biografie und andere Stressoren, die Gewalt begünstigen.

Wichtig ist: Nichts davon entschuldigt Gewalt. Die Stressoren zu kennen, kann jedoch helfen, weitere Gewalt zu verhindern.

HINWEIS | Lektüre Es gibt viele Bücher zu den Wurzeln von sexualisierter Gewalt, unter anderem: Agota Lavoyer: «Jede_ Frau. Über eine Gesellschaft, die sexualisierte Gewalt verharmlost und normalisiert» (2024), Yes Publishing

Wer übt Gewalt aus?

Ohne Gewaltausübende gäbe es keine Betroffenen. Anders gesagt: Wo es Betroffene gibt, gibt es auch Gewaltausübende. Diese einfache Rechnung macht unsere Gesellschaft oft nicht. Weil jede:r von uns Betroffene kennt und sexualisierte Gewalt alltäglich und überall verbreitet ist, kennen wir alle auch Menschen, die sexualisierte Gewalt ausüben. Dabei denken wir oft nicht an unseren Freund:innenkreis, Familie oder Arbeitskolleg:innen. Das bedeutet nicht, dass wir alle «einen Vergewaltiger» kennen - aber wir alle kennen Menschen, die die Grenzen anderer nicht respektieren.

Grundsätzlich können wir bei keinem Menschen von vornherein ausschliessen, dass er sexualisierte Gewalt ausüben wird.

Sexualisierte Gewalt kann von Menschen jeglichen Geschlechts ausgeübt werden. Und es sind dabei alle Konstellationen von Geschlecht möglich. Die Realität zeigt jedoch auch: Die überwiegende Mehrheit der Personen, die sexualisierte Gewalt ausüben - ob an Kindern, Jugendlichen oder Erwachsenen - sind cis Männer. Dagegen gibt es viel weniger Gewaltausübende, die als weiblich gelesen und/oder statistisch eingeordnet werden. Gleichzeitig ist Letzteres aufgrund der vorherrschenden Tabuisierung und Bagatellisierung noch wenig erforscht.

«Sexualisierte Gewalt» in Kürze

Breite Definition Sexualisierte Gewalt umfasst eine Vielzahl unerwünschter Handlungen, die in deine sexuelle Selbstbestimmung eingreifen und deine sexuelle Unversehrtheit verletzen.

Diskriminierung Bei sexualisierter Gewalt können zusätzlich Diskriminierungen aufgrund des Geschlechts, Alters, Körpergewichts, der sexuellen Orientierung, Behinderung und anderer Faktoren hineinspielen. Dann sprechen wir zum Beispiel von rassistischer sexualisierter Gewalt oder von sexualisiertem Rassismus.

Vielfalt an Formen Sexualisierte Gewalt kann von Belästigung, Übergriffen, Nötigung, Spiking, Hogging, Stalking, Sextortion, Revenge Porn, Stealthing bis zu Vergewaltigung und anderem gewaltvollem Handeln reichen.

Orte und Kontexte In allen geteilten Räumen und sozialen Interaktionen kann es zu sexualisierter Gewalt kommen. Je stärker die Macht- und Abhängigkeitsverhältnisse, desto grösser das Risiko.

Betroffene Wir alle kennen Betroffene. Menschen jeden Geschlechts und Alters, jeder sexuellen Orientierung et cetera können sexualisierte Gewalt erfahren.

Ursachen und gewaltbegünstigende Faktoren Der Grossteil der sexualisierten Gewalt hat Wurzeln in gesellschaftlichen Faktoren und nicht in krankhaften Störungen. Dazu gehören Rape Culture, gewaltbegünstigende Vorstellungen von Männlichkeit, Macht- und Abhängigkeitsverhältnisse sowie Stressoren wie Armut, Sucht, eigene Gewalterfahrungen oder Brüche in der Biografie.

Gewaltausübende Wir alle kennen Gewaltausübende. Besonders oft üben cis Männer sexualisierte Gewalt aus.

2

Trauma und weitere Folgen

Was kann sexualisierte Gewalt in Körper und Psyche auslösen? Wieso gibt es Momente, in denen wir nicht reagieren können? Welche Folgen kann Gewalt langfristig für uns haben? Und wann sprechen wir von Trauma?

Vielfalt der Reaktionen

Auf sexualisierte Gewalt reagieren wir auf vielfältige Art und Weise, körperlich und mit unseren Gefühlen und Gedanken. Keine dieser Reaktionen ist «falsch» oder «richtig». Jede Person reagiert anders. Und gleichzeitig laufen in all unseren Körpern vergleichbare Mechanismen ab.

Vielleicht beschäftigt dich, ob deine Reaktion während oder nach der Gewalterfahrung «normal» ist? Vielleicht bist du unsicher, ob deine körperlichen Beschwerden oder dein psychisches Befinden etwas mit der erlebten Gewalt zu tun haben? Manchmal ist der Zusammenhang eindeutig, manchmal ist er gar nicht so einfach zu erkennen.

Viele Betroffene kennen ähnliche Reaktionen. Während der Gewalt und dem damit verbundenen Kontrollverlust erfahren viele zum Beispiel Gefühle von Hilflosigkeit, Starre, Wegtreten und Ungläubigkeit. Danach reagieren viele Menschen mit Angst und Sorge, Wut, Schuld, Scham, Vertrauensverlust oder Ohnmacht. Es kann zu Problemen mit Schlaf oder Konzentration kommen. Erinnerungslücken und Flashbacks können auftreten. Magen und Darm können reagieren. Kopfschmerzen und Migräne können neu oder verstärkt auftreten. Bevor wir tiefer einsteigen, möchten wir dir ins Bewusstsein rücken:

Trauma ist keine Schwäche.

Traumareaktionen sind kein Zeichen von Schwäche oder Mangel. Unser Körper und unsere Psyche wollen überleben und sich - und damit dich - schützen. Dafür reagieren sie mit unterschiedlichen Strategien. Und das ist grundsätzlich gut so.

Dein Überlebenssystem hat dich gerettet.

Auch wenn es sich für dich vielleicht nicht immer so anfühlt: Deine Reaktionen während der Gewalt sind Überlebensreaktionen deines Körpers. Dein Körper hat funktioniert und hat dich gerettet. Wichtig ist, dass du überlebt hast.

Jede Reaktion ist «normal».

Es gibt keine «richtigen» oder «falschen» Gefühle und Reaktionen. Jedes Gefühl ist grundsätzlich valid und legitim. Es gibt keine «angemessene» Reaktion von dir als betroffene Person - weder im akuten Fall noch längerfristig gesehen. Und es gibt eine grosse Vielfalt an möglichen körperlichen, psychischen, emotionalen und sozialen Reaktionen.

Folgen können sehr unterschiedlich sein.

Verschiedene Faktoren können einen Einfluss darauf haben, wie intensiv die Folgen der Gewalt erlebt werden. Die einen verarbeiten das Erlebte rasch und ohne grosse Nachwirkungen. Andere leiden ihr ganzes Leben darunter. Wiederum andere verdrängen es für lange Zeit, bis die Erinnerung wieder aktiviert wird - oder halten die Verdrängung bis an ihr Lebensende aufrecht.

Die Reaktionen deines Körpers sind nicht kontrollierbar.

Wir werden es gleich sehen: Du kannst die psycho-physiologischen Reaktionen, also die normalen Abläufe und Funktionen des menschlichen Organismus, während, unmittelbar nach der Gewalt und auch längerfristig nicht kontrollieren. In der Zeit danach gibt es jedoch Möglichkeiten, zu versuchen, die Reaktionen zu verstehen und zu beeinflussen.

Was passiert in meinem Körper und meiner Psyche?

Was läuft bei Gewalterfahrungen in uns ab? Welche Rolle spielen Gehirn, Nervensystem und Stresshormone bei diesen Reaktionen? Welche Überlebensreaktionen gibt es? Und weshalb können wir diese nicht kontrollieren?

Um unsere Reaktionen besser zu verstehen und zu wissen, was uns möglicherweise unterstützt, möchten wir als Erstes schauen, was in uns abläuft, wenn wir Gewalt erfahren. Dafür widmen wir uns zunächst unserem Gehirn, dem Nervensystem, den Stresshormonen und den Überlebensreaktionen. Wenn wir eine Gefahr wahrnehmen, dann alarmiert unser Gehirn umgehend und sofort den Körper. Dieser Alarm löst automatische und instinktive Reaktionen aus, die unserem Überleben dienen. Und auch nach der Gewalterfahrung sind diese Teile unseres Organismus an der Verarbeitung der Erfahrung beteiligt. Diese Reaktionen sind bekannt als die 5 F: *Fight, Flight, Freeze, Flop* and *Fawn/Friend* (siehe unten).

HINWEIS | Bodymind - Körper und Psyche **Um unser System zu verstehen, ist es wichtig festzuhalten, dass sich Körper und Psyche nicht trennen lassen. *Bodymind* ist ein Begriff, der versucht, diese Einheit abzubilden. Trauma ist eine Reaktion des Bodyminds und wir können von psycho-physiologischen Reaktionen sprechen.**

Was macht unser Gehirn bei Gefahr?

Die Amygdala ist unser Trauma-Gedächtnis und dient als Alarm-anlage.

Wenn wir Gewalt erleben, läuft in unserem Gehirn ein Informations- und Verarbeitungsprozess ab. Diesen schauen wir uns hier genauer an:

In unserem Gehirn sind Thalamus, Amygdala, Hippocampus und Grosshirnrinde am Verarbeitungsprozess der Erfahrungen und Reize von aussen beteiligt. Diese Reize werden durch unsere Sinnesorgane Haut, Mund, Nase, Ohr und Auge aufgenommen. Solche Reize können zum Beispiel Temperatur, Gerüche, Geräusche, Geschmack, Bilder oder Berührungen sein.

- **Der Thalamus** empfängt von unseren Sinnesorganen, was wir sehen, hören, riechen, schmecken und/oder spüren. Er ist eine Art Filter, der diese Informationen in wichtig und unwichtig einteilt. Die wichtigen Informationen kommen in unser Bewusstsein, während unwichtige, alltägliche Informationen wie zum Beispiel Strassengeräusche nicht abgespeichert werden.
- **Die Amygdala** (auch Mandelkern genannt) spielt eine wichtige Rolle beim Erkennen von wiederkehrenden oder neuen Gefahren. In der Amygdala werden Ereignisse beziehungsweise Erfahrungen und Sinneseindrücke mit Gefühlen verknüpft und gespeichert, wodurch sie blitzschnell reagieren kann. Die Amygdala ist unser Trauma-Gedächtnis und dient als Alarmanlage.
- **Der Hippocampus** ordnet Ereignisse und Erfahrungen zeitlich und örtlich zu und bewertet die Reize. Zudem überführt der Hippocampus die Informationen aus dem Kurzzeitspeicher in den Langzeitspeicher, die Grosshirnrinde. Den Hippocampus kann man sich auch als Lebensbibliothek vorstellen. Hier werden die Erinnerungen und Fakten zu einem Ereignis abgelegt, die ergänzend zu den damit verbundenen Gefühlen einen Rahmen fürs Erinnern geben. Mit Fakten meinen wir hier zum Beispiel, an welchem Ort wir uns befanden, welche Kleidungsstücke wir trugen oder wie das Wetter war.
- **In der Grosshirnrinde** wird die verarbeitete Information endgültig abgespeichert.

Ein Fehlalarm im Gehirn löst das Gefühl aus, gerade jetzt in Gefahr zu sein.

Eine Gewalterfahrung ist eine Stresssituation. Das Gehirn wird mit Stresshormonen überflutet, das Zusammenspiel von Amygdala und Hippocampus gestört. Dies hat zur Folge, dass die Amygdala die Sinneseindrücke als mögliche Gefahrenquellen für die Alarmanlage speichert, es dem Hippocampus aber nicht gelingt, diese zeitlich, örtlich und in Verbindung mit einem bestimmten Kontext einzuordnen. Du kannst dir das so vorstellen: Während des Gewaltereignisses schaltet der Hippocampus in eine Art «Flugmodus», wie wir das beim Handy kennen. Dies geschieht, weil die Amygdala aktiviert ist und Amygdala und Hippocampus nicht gleichzeitig arbeiten können. Das bedeutet, dass zwar nach wie vor Informationen für den Hippocampus reinkommen, diese aber nicht verarbeitet werden. Wenn das Ereignis vorbei ist, schaltet das Hirn irgendwann wieder in den normalen Modus, hat aber dann das Problem, dass alle Informationen, die während des Gewaltereignisses (also im «Flugmodus») reingekommen sind, nicht korrekt verarbeitet und nicht mit den Gefahrenmeldungen von der Amygdala gekoppelt werden. Deshalb werden Eindrücke und Emotionen als einzelne Teile, ohne Kontext und nicht als gesamtes Ereignis abgespeichert. Dies hat Folgen: Wenn nun zu einem späteren Zeitpunkt ein Reiz - beispielsweise ein Geräusch, ein Geruch oder eine bestimmte Berührung - an das Erlebnis erinnert, kann das Gehirn dies nicht über den Hippocampus zuordnen und hat das Gefühl, dass gerade *jetzt* eine gefährliche Situation besteht. Diese Reize werden *Trigger* genannt (mehr dazu auf Seite 74). Die Panik oder Ohnmacht, die du dann verspürst, fühlen sich genauso schlimm und überwältigend an, wie zum Zeitpunkt des Ereignisses. So entsteht ein Fehlalarm in der Amygdala.

HINWEIS | Bewusstlosigkeit Es ist auch möglich, dass eine Person sexualisierte Gewalt erfährt, während sie nicht bei Bewusstsein ist und ihr Körper trotzdem Erinnerungen abspeichert.

Was macht unser Gehirn bei einem traumatischen Ereignis?

Download Illustration

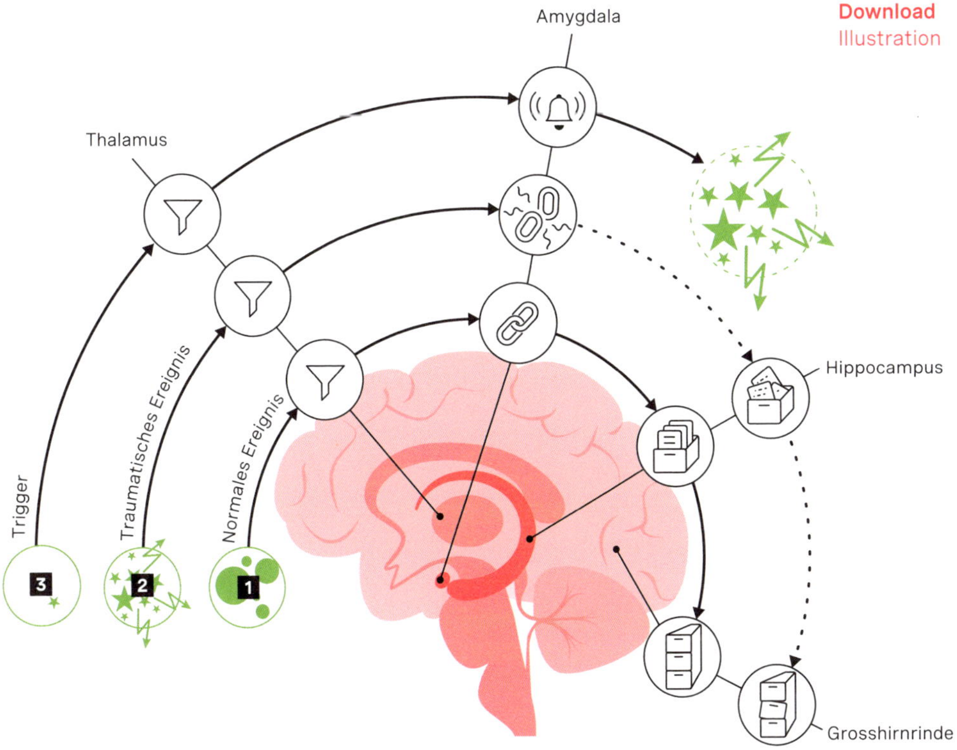

1 Normales Ereignis:
Filtern von Sinneseindrücken → Verknüpfung von Emotion und Ereignis → Zeitliche und geografische Zuordnung → Speichern im Langzeitgedächtnis

2 Traumatisches Ereignis:
Filtern von Sinneseindrücken → Keine ausreichende Verknüpfung von Emotionen und Ereignissen → unvollständiges Speichern im Langzeitgedächtnis

3 Trigger (Reiz, der an das traumatische Erlebnis erinnert):
Filtern von Sinneseindrücken → Fehlalarm → kann nicht zugeordnet werden → Erinnerung an traumatisches Ereignis löst Gefühl aus, es im Hier und Jetzt wieder zu erleben

Das Nervensystem

Unser Nervensystem spielt eine zentrale Rolle dabei, wie wir auf Gewalt reagieren. Das Nervensystem ist das Informationsverarbeitungs- und Kommunikationssystem unseres Körpers. Es besteht aus Gehirn, Rückenmark und Nerven und empfängt Nachrichten, verarbeitet Informationen und sendet dann Signale aus, die dem Körper mitteilen, was er zu tun hat.

WICHTIG | Nicht kontrollierbar Bei der Reaktion auf Gewalt ist das vegetative (= autonome) Nervensystem beteiligt. Es regelt die Abläufe im Körper, die wir nicht mit dem Willen steuern können, wie zum Beispiel Herzschlag, Atmung oder Stoffwechsel.

Das vegetative Nervensystem besteht aus Sympathikus, Parasympathikus und dem enterischen Nervensystem:

Der **Sympathikus** (sympathisches Nervensystem) kontrolliert unsere Körperfunktionen in Stresssituationen oder bei körperlicher Aktivität wie Sport: Dein Puls beschleunigt sich, der Körper schwitzt, deine Haare auf der Haut stellen sich auf, deine Hände werden kalt und Stresshormone werden ausgeschüttet. Gleichzeitig stoppt der Sympathikus zum Beispiel unsere Verdauung, weil diese in Gefahrensituationen nicht überlebenswichtig oder hilfreich ist.

Der **Parasympathikus** steuert die entgegengesetzten Reaktionen, also unsere Körperfunktionen in Ruhe-, Verdauungs- und Erholungsphasen. Reagiert nun das parasympathische System auf Stress, dann kann es zu einem Shutdown kommen: Herzschlag und Blutdruck gehen runter und es treten Fatigue, Energiemangel, Desorientierung, Schwindel bis hin zu Ohnmachtsanfällen auf.

Das **enterische Nervensystem (ENS)** wird auch als zweites Gehirn oder Bauchgehirn bezeichnet und spielt eine grosse Rolle bei der Verdauung und in Zusammenhang mit unserem Wohlbefinden. Stress und andere Faktoren können zum Beispiel zu Verstopfung, Bauchschmerzen, Reizdarm oder Durchfall führen und zu (chronischen) Erkrankungen im Magen-Darm-Trakt beitragen.

Du kannst die Überlebens-reaktion deines Körpers nicht steuern.

Stresshormone

Bei akutem oder chronischem Stress werden die Stresshormone Adrenalin, Noradrenalin und Cortisol ausgeschüttet. Akut führt das dazu, dass dir warm wird, du beginnst zu schwitzen oder zu frieren. Dein Herzschlag beschleunigt sich, du bist in Alarmbereitschaft. Die langsamere Reaktion führt zur Ausschüttung von Cortisol, mit dem uns mehr Sauerstoff und Energie zur Verfügung steht. Diese sind grundsätzlich positive physiologische Reaktionen unseres Körpers. Sie helfen uns, belastende Situationen zu bewältigen und tragen zum Überleben bei. Normalerweise nehmen nach dem Wegfall der Reize, also zum Beispiel wenn die Gewaltsituation vorüber ist, die Stresshormone Adrenalin und Noradrenalin im Blut wieder ab. Und wenn das Gehirn einen bestimmten Pegel an Cortisol im Blut feststellt, wird die Produktion von Cortisol gestoppt und das parasympathische Nervensystem wird aktiv und sorgt für Entspannung und eine Erholungsphase.

Wenn wir aber, beispielsweise aufgrund einer Gewalterfahrung, alltäglicher Sorgen, einer dauernden Anpassung an neurotypische Normen oder Diskriminierungserfahrungen in einem chronischen Stress sind, kann dies einen dauerhaft erhöhten Cortisolspiegel bedeuten. Hohe Adrenalin- und Cortisolspiegel können psychische und körperliche Folgen haben: Beispiele sind Depression, Erschöpfung, Schwächung des Immunsystems, Herz-Kreislauf-Erkankungen, Konzentrationsschwierigkeiten, erhöhtes Diabetes-Risiko, aber auch Auswirkungen auf den Menstruationszyklus, Fruchtbarkeit und Libido. Deshalb ist es wichtig, zu versuchen, aus dem chronischen Stress herauszukommen und den Pegel der Stresshormone zu senken.

WICHTIG | Strukturell Nicht alle Ursachen von chronischem Stress können wir individuell angehen. Gerade gesamtgesellschaftliche Ursachen liegen nicht in unserer Hand. Vielleicht ist es für dich eine Möglichkeit, dich durch gesellschaftliches oder politisches Engagement gegen diese Ungerechtigkeiten einzusetzen, siehe auch «Aktivismus und die Kraft der Wut», Seite 164.

Überlebensreaktionen: die 5 F

Der Körper reagiert mit fünf Antworten auf etwas, das als Bedrohung empfunden wird: Fight, Flight, Freeze, Flop und Fawn/Friend. All diese Stressreaktionen sind Überlebensreaktionen. Dein Körper möchte, dass du überlebst und will dich vor weiterem Leid schützen. Welche der Reaktionen bei dir eintritt, kannst du in dem Moment nicht beeinflussen, denn sie sind automatisch und instinktiv. Es ist möglich, dass du eine Kombination dieser Reaktionen erlebst oder sich diese während der Gewalterfahrung verändern. Wir möchten anmerken, dass es wichtig ist, die Reaktionen nicht zu bewerten und als besser oder schlechter einzustufen. Und nicht vergessen: Diese Reaktionen können allen Menschen widerfahren.

Mit den Stressreaktionen will dein Körper dich schützen und überleben lassen.

Fight (Kampf)

Bei Fight reagiert der Körper aggressiv, also mit Angriff oder dem Versuch der Gegenwehr. Du kannst körperlich oder mit Worten kämpfen, sagst laut Nein und wirst konfrontativ. Wir erinnern uns: Hier wird der Sympathikus aktiv und es wird Adrenalin ausgeschüttet, damit wir die Kraft haben für diese Reaktion.

Flight (Flucht)

Bei Flight drängt dein Körper dazu, zu fliehen, weg von der Bedrohung. Das kann je nach Situation bedeuten, zu rennen, sich zu verstecken, wegzufahren oder zurückzuweichen. Dein Körper möchte dich in Sicherheit und körperlich und emotional auf Distanz bringen. Auch hier reagiert der Sympathikus.

Freeze (Einfrieren)

Bei Freeze kann dein Körper sich nicht mehr bewegen oder etwas gegen die Bedrohung tun. Der Fachbegriff dafür ist *tonische Immobilität*. Du wirst angespannt, still und schweigst, kannst nicht nach Hilfe rufen oder schreien. Dabei hast du die Augen offen oder geschlossen. Vielleicht fühlst du dich taub, gelähmt. Und/oder du fühlst dich dissoziativ, also wie abgeschnitten vom Geschehen, abgedriftet oder wie hinter einer

Glasscheibe. Dein Körper stellt sich bewegungslos und damit tot. Damit will der Körper möglichst weitere Gewalt und Schaden vermeiden. Dies kann mit Gefühlen von Panik, Angst, Gefangensein, Hoffnungslosigkeit oder Ohnmacht einhergehen.

Wie kann ich mein Nervensystem regulieren? Erste Impulse

Parasympathikus und Sympathikus steuern und regulieren unsere Köperfunktionen und Organe, ohne dass wir das willentlich kontrollieren können. Doch wir können versuchen, sie bewusst zu beeinflussen. Hier einige Beispiele:

- **Ich fühle mich ängstlich, angstvoll, wütend, besorgt, irritiert oder frustriert?** Hier kann ich mir helfen, indem ich Stress löse. Dabei kann ein Schütteln oder Klopfen des Körpers, Tanzen oder andere aktive Bewegung, Tagebuch schreiben oder ein Gespräch unterstützen.
- **Ich fühle mich taub, depressiv, hoffnungslos, dissoziiert, erschöpft?** Hier hilft es, Energie zu mobilisieren. Zum Beispiel durch Bewegung - das können auch nur ganz kleine Bewegungen mit den Fingern oder Händen sein, indem du einen Ball knetest, mit einem Massageball über deine Arme fährst oder auch durch ein Visualisieren Bewegungen wahrnimmst. Eine andere Möglichkeit ist leichte Atemarbeit oder der Kontakt mit einer anderen Person oder einem Haustier.
- **Ich fühle mich ausgebrannt, betäubt, müde, gleichzeitig ausgelaugt und überstimuliert?** Hier hilft es, Sicherheit zu signalisieren. Das können wir machen, indem wir uns zum Beispiel Wärme zuführen, unter eine Gewichtsdecke legen oder setzen, für uns beruhigende Musik hören oder für uns bewährte Sicherheitsstrategien anwenden.

Für weitere Hinweise siehe auch Kapitel 3, Seite 81.

Flop

Weniger bekannt ist die Flop-Reaktion, die dem Freeze ähnlich ist und einen Zustand der Kapitulation oder des völligen Zusammenbruchs bedeutet. Der Fachbegriff dafür ist *kollabierte Immobilität*. Hier fühlen sich Menschen aufgrund der Bedrohung völlig überwältigt, hilflos, hoffnungslos und resigniert. Im Unterschied zum Freeze werden die Muskeln und der Körper schlaff. Diese Reaktion kann die körperlichen Schmerzen verringern und der Geist kann runterfahren, um sich selbst zu beschützen. Auch hier können die oben genannten Gefühle auftreten.

Fawn (Rehkitz) oder Friend (Freund:in)

Fawn bedeutet Rehkitz. Wie ein Rehkitz versuchst du, unsichtbar zu werden, gut getarnt mit der Umgebung zu verschmelzen. Auch hier können die oben bei Freeze genannten Gefühle auftreten. Oder aber du versuchst, zu gefallen, um einen Konflikt zu vermeiden oder das Gegenüber zu beschwichtigen. Es kann sein, dass du lächelst, obwohl dir nicht danach ist und dies wird als Zustimmung oder Wohlbefinden missinterpretiert. Diese Fawn-Reaktion geschieht, obwohl es im Moment zu unserem Nachteil ist, soll uns jedoch das Überleben sichern.

WICHTIG | Nicht konsensuell **Während eine Person in einem Fight-, Flight-, Freeze-, Flop- oder Fawn-Zustand ist, ist sie nicht in der Lage, ihren freien Willen zu kommunizieren. Während dieser Überlebensreaktionen kann nie einvernehmlicher Sex erfolgen.**

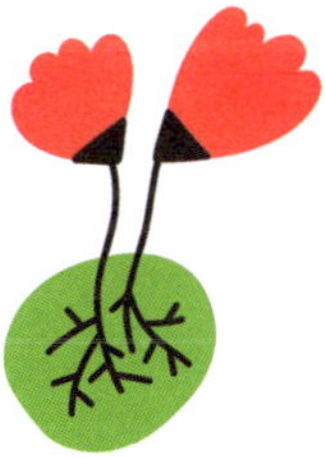

Reaktionen und Folgen

Welche Reaktionen kann es während der Gewalt geben? Was sind mögliche Folgen? Was kann auf psychischer, körperlicher oder emotionaler Ebene ablaufen?

Nochmals zur Erinnerung: Die Reaktionen deines Körpers und deiner Psyche auf die Erfahrungen kannst du weder während der Gewalterfahrung noch unmittelbar danach oder längerfristig bewusst steuern. Du kannst jedoch, wenn die akute Gefahrensituation vorbei ist, versuchen, Einfluss zu üben (dazu, was du tun kannst: siehe Kapitel 3, ab Seite 81). Hier werden wir schauen, welche Reaktionen während und nach einer Gewalterfahrung möglich sind.

Wie reagiere ich während der Gewalterfahrung?

Wir haben oben die 5 F, die fünf möglichen Überlebensreaktionen, kennengelernt. Wir möchten hier den Schockzustand und die Dissoziierung genauer anschauen, weil sie oft auftreten und weil es wichtig ist, diese Reaktionen zu kennen und einordnen zu können:

Konntest du dich nicht bewegen und nicht reagieren?
Vielleicht hast du dich während der Gewalterfahrung wie gelähmt gefühlt, konntest dich nicht bewegen, dich nicht wehren, nicht schreien. Vielleicht warst du starr und angespannt (Freeze), vielleicht schlapp und bewegungslos (Flop). Diesen Schockzustand in Form einer tonischen oder kollabierten Immobilität kennen viele Betroffene, insbesondere von Vergewaltigungen. Die Ausnutzung eines solchen Zustandes ist seit dem 1. Juli 2024 verboten (zur Rechtslage siehe Seite 181). Dieser Zustand löst sich erst, wenn die Situation vorüber ist. Weil sich die Vorstellung und die

Behauptung, dass Männer nicht in diesen Zustand geraten und sich deshalb immer wehren könnten, hartnäckig hält, ist es uns wichtig, festzuhalten: Diese Reaktion auf Gewalt ist nicht vom Geschlecht abhängig. Menschen aller Geschlechter können in diesen Zustand geraten.

Jeder Mensch kann in einen Schockzustand geraten, in dem er sich nicht wehren kann.

Warst du dissoziiert?
Vielleicht hast du dich während der Gewalterfahrung wie weggetreten oder hinter einer Scheibe gefühlt. Du hattest das Gefühl, dass du dich von deinem Körper trennst oder alles von aussen, wie in einem Film siehst. Oder dass du in eine andere Welt und Vorstellung flüchtest. Hier sprechen wir von *Dissoziieren*. Das ist eine Schutzreaktion. Wir schützen uns damit vor einem Geschehen, das wir nicht unter Kontrolle haben. Wir gehen auf Seite 64 noch genauer auf dissoziative Reaktionen ein.

Hattest du einen Hyperfokus?
Vielleicht hast du während der Gewalterfahrung deine Aufmerksamkeit stark auf etwas gerichtet und nur noch dies wahrgenommen. Vielleicht sind deine Erinnerungen hierzu glasklar. Vielleicht hattest du deinen Blick auf eine Uhr gerichtet und die Sekunden gezählt. Oder du hast das Muster des Teppichs bis ins Detail studiert. Der *Hyperfokus* hat dir dabei geholfen, die Gewalterfahrung zu überstehen, indem du dich auf eine andere Sache konzentriert hast.

Hilflosigkeit und Ohnmachtsgefühle
Gewalt zu erfahren, kann grundsätzlich eine Ohnmachtssituation sein und Hilflosigkeit auslösen. Vielleicht war die gewaltausübende Person eine nahestehende Person. Eine Person, der du vertraut hast, von der du dachtest, sie gut genug zu kennen und einschätzen zu können. Vielleicht geschah der sexualisierte Übergriff in einem zunächst harmlosen Moment und du hast nicht sofort verstanden, dass gerade deine Grenzen überschritten werden. Dies und anderes kann dazu führen, dass du dich völlig überrumpelt, überfordert, hilflos und ohnmächtig gefühlt hast.

Zur körperlichen «Erregung» als Reaktion auf Gewalt, siehe Seite 22.

Wie reagiere ich unmittelbar nach der Gewalterfahrung?

Unmittelbar nach einer Gewalterfahrung sind alle möglichen Reaktionen denkbar. Es kann sein, dass du ruhig, traurig oder müde bist. Dass du intensiv redest. Dass du wütend und ausser dir bist. Dass du dich gefühllos und betäubt fühlst. Dass du weinst oder zitterst. Dass du lachst und Witze machst. Dass du dich schmutzig oder beschmutzt fühlst oder Ekel empfindest. Dass du überdreht bist. Dass du unsicher bist. Dass du gereizt bist. Dass du alles gleichzeitig oder gar nichts fühlst. Dass du zuerst dies und später dann jenes spürst. Einige unmittelbare Reaktionen, die bei dir auftreten können:

Akute Belastungsreaktionen

Akute Belastungsreaktionen sind Stressreaktionen innerhalb der ersten 4–6 Wochen nach einer Gewalterfahrung. In dieser Zeit verarbeitet unser Stresssystem das Erlebte. Von einer akuten Belastungsreaktion sprechen wir bei Symptomen ab 3 Tagen bis zirka 6 Wochen nach dem Ereignis. Zu diesen Stressreaktionen können Symptome von Vermeidung, Aktivierung, Dissoziation und Wiedererinnern oder -erleben gehören, zum Beispiel:

- wiederkehrende, unwillkürliche und aufdringliche, belastende Erinnerungen
- Flashbacks, bei denen du das Gefühl hast, das Ereignis erneut zu durchleben
- beunruhigende Träume und Albträume
- dissoziative Reaktionen wie zum Beispiel ein Abdriften
- körperliche und psychische Reaktionen, wenn du zum Beispiel durch Geruch, Geräusch oder einen Ort an die Erfahrung erinnert wirst
- negative Stimmung und Unfähigkeit, positive Emotionen wie Glück, Zufriedenheit oder liebevolle Gefühle zu erleben
- veränderter Realitätssinn durch ein Gefühl der Benommenheit oder verlangsamter Zeit
- lückenhafte Erinnerungen an das Ereignis oder gänzliche Amnesie
- Vermeidung von quälenden Erinnerungen, Gedanken oder Gefühlen

- Vermeidung von Orten, Menschen, Gesprächen, Aktivitäten, Aufgaben oder Situationen, die einen Zusammenhang mit dem Ereignis und daran beteiligten Menschen haben
- Schlafstörungen
- Reizbarkeit oder Wutausbrüche
- erhöhte Wachheit und Aktivierung
- Konzentrationsschwierigkeiten
- Schreckhaftigkeit
- körperliche Reaktionen wie Kopf-, Bauch-, Rückenschmerzen, Verdauungsstörungen und anderes
- Schub oder Verschlimmerung einer chronischen Erkrankung
- Auswirkungen auf Intimität, körperliche Nähe oder Sexualität

Diese Liste ist nicht abschliessend, sondern soll einen Eindruck geben von der Vielfältigkeit der Reaktionen. Diese können auch zeitverschoben auftreten. Solange sie sich verbessern, kann das ein Zeichen für die Verarbeitung des Erlebten sein.

Anmerkung: Bezüglich möglicher Verletzungen, Schwangerschaft oder der Infektion mit sexuell übertragbaren Erkrankungen siehe «Medizinische Soforthilfe und Spurensicherung/-dokumentation», Seite 109.

Mittel- und längerfristige Folgen und Bewältigungsstrategien

Mittel- und längerfristige Reaktionen können grundsätzlich bei allen Menschen auftreten. Wir sprechen hier von Folgen sowie Überlebens- und Bewältigungsstrategien: Mit Folgen meinen wir die Auswirkungen, die eine Gewalterfahrung auf uns haben kann. Mit Überlebens- und Bewältigungsstrategien meinen wir Reaktionen von Körper und Psyche sowie unser Verhalten, um zu überleben und zu bewältigen, also einen Umgang und Weg der Verarbeitung zu finden. (Bewältigungsstrategien werden auch als *Coping* bezeichnet.)

Bleiben die Reaktionen länger als 4–6 Wochen bestehen oder stellen sie sich erst nach dieser Zeit ein, weil unser System das Erlebte nicht oder

Wie geht es mir? Fragen, die ich mir stellen kann

Zum Beispiel:

- Kann ich ein- und durchschlafen? Bin ich erholt oder oft müde? Fühle ich mich erschöpft?
- Wie geht es meinem Magen und meiner Verdauung? Kann ich genügend und regelmässig essen?
- Kann ich mich konzentrieren?
- Habe ich (regelmässig) Kopf- oder Rückenschmerzen?
- Haben sich bereits bestehende Erkrankungen verstärkt?
- Wie spüre ich Berührungen - gibt es Körperregionen, wo ich nichts spüre oder wo ich sehr empfindlich bin?
- Bin ich oft gereizt?
- Wie geht es mir in meiner Sexualität? Kann ich mich auf körperliche Intimität einlassen (sofern ich mich grundsätzlich dafür interessiere)?
- Bin ich schreckhaft?
- Schränke ich mich bewusst ein, um gewisse Situationen zu vermeiden?
- Ziehe ich mich zurück?

Die Antworten auf diese Fragen können Hinweise auf Folgen der Gewalterfahrung sein. Dein Körper kann ein wichtiges Instrument, eine Art Barometer für dein Befinden sein. Versuche also auch, dich zu spüren und die Fragen nicht einzig mit dem Kopf zu beantworten.

nicht genügend verarbeiten konnte, sprechen wir von einer Posttraumatischen Belastungsreaktion. Dies bedeutet eine Chronifizierung der Reaktionen (siehe dazu Seite 70). Wenn du dies bei dir bemerkst, kann es unterstützend und vielleicht sogar überlebenswichtig sein, professionelle traumapsychologische Einschätzung und Unterstützung zu suchen (zu Therapie siehe Seite 99).

Im Folgenden findest du mögliche mittel- und längerfristige Folgen und Bewältigungsstrategien: Solltest du solche kennen und Unterstützung in Anspruch nehmen, ist es empfehlenswert, die traumatischen Erfahrungen bei den entsprechenden Fachpersonen zu benennen, damit diese einen Zusammenhang zu den gemachten Gewalterfahrungen herstellen können.

Flashbacks

Flashbacks sind plötzlich auftauchende Erinnerungen, die sich sehr real anfühlen. Sie werden von einem Geruch, Bildern, Geräuschen, Berührungen oder einer Assoziation ausgelöst, die in der Amygdala als Gefahrenquellen abgespeichert sind. Weil der Hippocampus die Erinnerung zeitlich und örtlich nicht richtig verorten kann, haben wir das Gefühl, es jetzt in diesem Moment zu erleben.

Konzentrations- und Gedächtnisprobleme, Erinnerungslücken und Amnesie

Möglicherweise kannst du dich als Folge der Gewalt nicht so gut konzentrieren oder dein Erinnerungsvermögen ist weniger ausgeprägt. Gleichzeitig kann es sein, dass du teilweise oder umfassende Erinnerungslücken in Bezug auf deine Gewalterfahrung hast. Dein Gehirn kann diese Erinnerungen aufgrund der Reaktionen, wie wir sie oben kennengelernt haben, nicht abrufen und nicht in Verbindung mit der Gewalterfahrung bringen oder zeitlich zuordnen. So kann es sein, dass du keine Chronologie der Ereignisse herstellen kannst, dich an bestimmte Dinge oder einen bestimmten Zeitraum nicht erinnerst (siehe dazu auch Seite 203 zu Einvernahme und Trauma). Auch wenn die Erinnerungen nicht für das Bewusstsein zugänglich sind, können sie dein Verhalten beeinflussen, zum Beispiel durch das Vermeiden eines bestimmten Ortes. Es kann sein, dass mit der Zeit oder nach einer bewussten Bearbeitung ein Teil der oder die ganze Erinnerung zugänglich wird. Dies kann auch erst nach vielen Jahren der Fall sein und beispielsweise durch ein Ereignis hervorgerufen werden oder das Ergebnis des Alterungsprozesses sein (siehe auch Seite 65 zu Verdrängung).

Dissoziative Reaktionen

Wir haben bereits oben von Dissoziation während einer Gewalterfahrung gesprochen. Hier geht es um dissoziative Reaktionen als Folgen der Gewalt. Dissoziation bedeutet Schneiden oder Abspalten und bezeichnet verschiedene Symptome und Formen von dissoziativer Abspaltung im Bereich Wahrnehmung, Bewusstsein, Gedächtnis, Identität, Motorik oder Körperempfindungen. Dein Körper und deine Psyche schützen dich vor dem Geschehen, indem sie es ausblenden. Bei der *Derealisation* nimmst du das Rundherum nicht mehr richtig oder gar nicht mehr wahr. Bei der *Depersonalisation* fühlst du dich von deinen Gefühlen, Empfindungen, Erinnerungen oder deinem Körper losgelöst und beobachtest dein Leben von aussen. Im Unterschied zu Dissoziationen im Alltag, zum Beispiel wenn wir alles um uns herum ausblenden und uns nur auf eine Sache konzentrieren, können Traumatisierungen dissoziative Reaktionen mit sich bringen, die sich nur schwer kontrollieren lassen und sich tiefgreifender auswirken.

Dissoziative Identitätsstörung

Selten kann es zu einer dissoziativen Identitätsstörung kommen, bei der eine Person zwei oder mehrere Identitäten entwickelt. Dies ist ein komplexes Krankheitsbild, das sich in erster Linie bei Betroffenen von sich wiederholender und über lange Zeit andauernder Gewalt entwickeln kann. Entgegen den Behauptungen einiger weniger Psycholog:innen und Psychiater:innen kann eine solche dissoziative Identitätsstörung jedoch nicht gezielt hervorgerufen werden. So gab es in der Schweiz Untersuchungen gegen Therapeut:innen, die mit der Vorstellung eines sogenannten *Mind Controls* arbeiten und behaupten, dass die Gewaltausübenden bei den Betroffenen gezielt diese Aufspaltung der Identität auslösen. Solltest du auf Therapeut:innen stossen, die damit arbeiten, empfehlen wir dir, dir zum Beispiel mit Hilfe der Opferhilfe-Beratungsstellen eine:n neue:n Therapeut:in zu suchen.

Weitere Reaktionen

Mögliche weitere Folgen:

- Ängste, Angstzustände, Panikattacken
- Probleme mit dem Magen-Darm-Trakt
- neue oder verstärkte Schmerzen wie zum Beispiel Fibromyalgie, Migräne, Schmerzen im Unterleib, Verstärkung von Menstruationsbeschwerden oder Endometriose
- Nicht-Spüren oder Übersensibilität des ganzen Körpers oder einzelner Körperteile
- sexuell übertragbare Erkrankungen, siehe dazu Seite 114
- Schlafprobleme, Albträume und (chronische) Müdigkeit
- Verstärkung von chronischen und psychischen Erkrankungen

- Antriebsschwäche, depressive Verstimmungen, Depression
- Reizbarkeit, Schreckhaftigkeit, Übererregung
- emotionale Folgen wie Wut, Scham, Ohnmacht oder Ekel vor sich selbst oder anderen
- Verlust eines grundlegenden Sicherheitsgefühls und Grundvertrauens
- Verlust an Selbstwert, Liebe und Respekt vor sich selbst
- Verlust von Vertrauen in uns selbst und andere
- gestörtes Essverhalten
- Suchtverhalten und Substanzkonsum jeglicher Art
- Vernachlässigung von Bedürfnissen, Gesundheitsverhalten, Hygiene: eigene Bedürfnisse nicht spüren und ernst nehmen, Routinen vernachlässigen, Vermeidungsverhalten gegenüber Gesundheitsversorgung (vor allem zahnärztliche Termine und Untersuchungen am Unterleib)

HINWEIS | Trauma ansprechen Wichtig ist bei diesen Folgen, den möglichen Einfluss eines Traumas mit medizinischen und therapeutischen Fachpersonen zu thematisieren. Dies mag Überwindung kosten, kann sich aber lohnen. Gegebenenfalls ist auch eine Traumatherapie als Teil der Behandlung angezeigt. Bitte sei dir bewusst, dass nicht alle Fachpersonen hierzu dasselbe Bewusstsein und Wissen haben.

Vermeidungsverhalten

Situationen, Menschen, Orte oder ein bestimmtes Verhalten zu vermeiden, kann nach Gewalterfahrungen eine bewusste oder unbewusste Überlebensstrategie sein. So nehmen wir zum Beispiel nicht mehr den Lift oder laufen nicht mehr im Dunkeln allein durch die Strassen. Auch die Vermeidung von Nähe und Intimität kann eine Folge davon sein. Damit wollen wir uns vor weiterer Gewalt und negativen Gefühlen bewahren. Das Vermeidungsverhalten kann kurzfristig erfolgreich sein, weil es uns schützt - langfristig kann dies aber belastend und einschränkend sein und sich wiederum negativ auf unser Befinden auswirken.

Verdrängung

Verdrängen bedeutet, negative und schmerzhafte Gefühle und Erfahrungen nicht in unser Bewusstsein zu lassen, auszublenden und ins

Unbewusste abzuschieben. Als ein Abwehrmechanismus unseres Systems passiert dies nicht bewusst, sondern kann eine Überlebensstrategie von Körper und Psyche sein. Belastende Erinnerungen bewusst zu unterdrücken, kann also ein gewolltes Vergessen aber auch eine Strategie sein. Lange Zeit galt dies als ungesund. Inzwischen zeigen Studien aber, dass es für manche durchaus eine funktionierende Strategie sein kann, bis der richtige Zeitpunkt für ein Erzählen und Erinnern gekommen ist. So kann die Erinnerung zum Beispiel dann hervorkommen, wenn die gewaltausübende Person verstorben ist und dadurch keine reelle Gefahr mehr darstellt. Eine Verdrängung kann über viele Jahre, gar Jahrzehnte aufrechterhalten werden. Es ist möglich, dass diese Verdrängung irgendwann nicht mehr funktioniert oder die betroffene Person nun so weit ist, sich dieser Erfahrung zu widmen.

Beschäftigung, Ablenkung, Aktivismus
Sich dauernd zu beschäftigen, sich um andere zu kümmern, immer etwas tun, in Bewegung bleiben - das alles können Strategien sein, mit dem Erlebten umzugehen und zu überleben. Es kann sich einfacher anfühlen, sich um andere Menschen zu kümmern, für die Familie zu sorgen, als sich mit dem eigenen Befinden und den eigenen Erfahrungen zu beschäftigen. Innehalten dagegen kann sich gefährlich anfühlen, weil sich dann Raum und Zeit für Erinnerungen, Gefühle und Gedanken öffnen. Auch ein - bewusster oder unbewusster - Entscheid, sich aktiv für oder gegen etwas einzusetzen, kann zum Beispiel als (politischer) Aktivismus Teil einer Bewältigungs- und Überlebensstrategie sein. Hier kann die individuelle Bewältigung gestärkt werden durch die Veränderungen, die der Aktivismus bewirkt, und durch eine kollektive Erfahrung. Schau, was dir gut tut (siehe dazu auch Seite 164).

Autoaggression und selbstverletzendes Verhalten
Autoaggression bedeutet, die Aggression, die beispielsweise aufgrund von Gewalterfahrungen empfunden wird, nicht gegen aussen oder die gewaltausübende Person zu richten, sondern gegen sich selbst. Bei Selbstverletzungen geht es darum, sich selbst körperliche Verletzungen zuzufügen, ohne dabei suizidale Absichten zu haben. Dazu gehören zum Beispiel Ritzen, Schneiden oder Kratzen, sich zu schlagen oder mit

Vermeidung und Verdrängung können für manche eine temporäre Überlebens-strategie sein.

Zigaretten Verbrennungen zuzufügen. Selbstverletzendes Verhalten kann aber auch bedeuten, sich in gefährliche Situationen zu begeben. Kennst du dies auch? Dann empfehlen wir dir, therapeutische Unterstützung zu holen.

HINWEIS | Hilfe **Die Dargebotene Hand, Telefon 143 (für Erwachsene) und Telefon 147 (für Kinder und Jugendliche) bietet ein offenes Ohr in akuten Krisen. Bei www.promentesana.ch oder Telefon 0848 800 858 erhältst du Beratung zu psychischen Themen.**

Suizidgedanken und -handlungen

Nach traumatisierenden Erfahrungen, in Krisen oder bei länger anhaltenden Belastungen kann es sein, dass Suizidgedanken auftauchen. Sie sind Ausdruck einer Überforderung und des Wunsches, aus dem Karussell der Schmerzen und Gefühle auszusteigen. Diese Gedanken können erschreckend sein. Doch sie sind gar nicht so selten.

HINWEIS | Hilfe **Hast du Suizidgedanken oder sorgst dich um eine Person? www.reden-rettet-leben.ch bietet Informationen.**

Aggression und Grenzverletzung gegen andere

Die eigene Gewalterfahrung und damit einhergehend mögliche Traumatisierung kann zu aggressivem und gewaltvollem Verhalten gegen andere führen. Dabei wird die eigene Not und Gefühlslage gegen aussen gerichtet. Es ist aber auch möglich, dass sich Betroffene von Gewalt in der Kindheit grenzverletzend und gewaltausübend gegenüber anderen verhalten, da Entwicklungstraumata zu Schwierigkeiten mit der emotionalen Selbstregulierung führen können, indem der Impulsreaktionskreislauf im Gehirn nicht richtig entwickelt wurde. Wir empfehlen dir, spezialisierte Hilfe in Form einer Opferhilfe-Beratung, Gewaltberatung oder Psychotherapie zu suchen (siehe dazu im Anhang Seite 258).

Auswirkungen auf Sexualität und Intimität

Sexualisierte Gewalt kann sich auf Sexualität und Intimität mit sich selbst oder mit anderen auswirken. Dies muss aber nicht der Fall sein. So kann es sein, dass du weniger oder keine Lust hast, dass du Ängste empfindest, dir dein Körper Grenzen setzt oder du deine Grenzen und Wünsche weniger oder gar nicht mehr spürst. Es ist möglich, dass dein Körper weniger oder gar nicht mehr auf Reize wie Berührungen reagiert, du dich taub anfühlst und du dich selbst nicht mehr wiedererkennst. Ganz wichtig: Das alles kann sein, muss aber nicht. Es kann sein, dass dir Geduld und Zeit hilft, dass sich dies wieder ändert. Vielleicht holst du dir auch professionelle Unterstützung. Schau, dass du deine Bedürfnisse ernst nimmst und nicht über deine Grenzen gehst (siehe Seite 160).

Auswirkungen auf Paarbeziehungen

Sexualisierte Gewalterfahrungen können Auswirkungen auf unsere bestehenden Beziehungen haben. Sie beeinflussen unter Umständen auch, ob und wie wir in Zukunft auf Beziehungen eingehen können oder wollen. Kam die Gewalt von dem:der Partner:in, dann kann dies unser Vertrauen in Beziehungen grundsätzlich erschüttern. Zudem stellen sich je nachdem belastende und grosse Fragen rund um Trennungs- und Scheidungsprozesse, sowie allenfalls rund um Finanzen und Kinder. Falls die Gewalt von einer aussenstehenden Person kam, kann dies für eine Beziehung eine Herausforderung und Belastung sein, die zusammenschweisst, zur Trennung führt oder irgendwas dazwischen. Ein:e Partner:in kann eine Ressource für Betroffene sein - oder auch nicht. Falls die andere Person selbst auch Gewalterfahrungen kennt, kann dies auch bei ihr etwas auslösen. Bei all dem kann professionelle Unterstützung durch Beratungen und Therapie helfen.

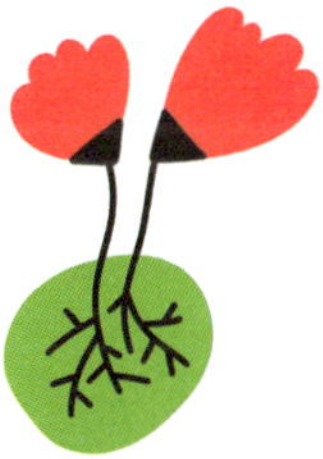

Trauma und Posttraumatische Belastungsreaktionen

Was ist ein Trauma? Was passiert bei einer Traumatisierung? Was ist eine (Komplexe) Posttraumatische Belastungsreaktion? Und sind alle Reaktionen auf Gewalterfahrungen traumatisch?

Vielleicht fragst du dich, ob du ein Trauma hast. Vielleicht sagen andere von dir, du seist traumatisiert. Grundsätzlich ist es so, dass Psychologie keine exakte Wissenschaft ist und nicht trennscharf gesagt werden kann, ob ein Trauma vorliegt oder nicht. In der Psychologie wurden jedoch Kriterien entwickelt, die eine solche Einordnung ermöglichen. Dies kannst du mit Unterstützung einer psychologischen Fachperson anschauen.

Für viele, aber nicht für alle Betroffene, ist die erfahrene sexualisierte Gewalt tatsächlich ein traumatisches Erlebnis. Welche konkrete Reaktion du erlebst, wie stark und einschneidend sich diese auswirkt, ist sehr individuell. Grundsätzlich ist es so, dass du ein Trauma nicht kontrollieren kannst. Denn Traumareaktionen sind sowohl akut als auch längerfristig psycho-physiologische Vorgänge. Du bist also nicht schwach, wenn du mit Traumafolgen reagierst. Im Gegenteil: Dein System reagiert gesund, indem es versucht, dich zu beschützen.

Was ist ein Trauma?

Trauma bedeutet auf Griechisch «Wunde». Damit werden körperliche und psychische Verletzungen bezeichnet, die mit einer Erschütterung einhergehen und Folgen auslösen. Bei einem psychischen Trauma erleben

Menschen eine Erfahrung als so schlimm und weit weg vom Alltag, dass sie keine Strategien haben, damit umzugehen. Dies kann intensive Hilflosigkeit, Panik, Überwältigung oder (Todes-) Angst auslösen. Viele unterschiedliche Ereignisse können dazu führen: zum Beispiel einmalige Ereignisse wie ein Unfall, ein Todesfall, eine Naturkatastrophe, ein Überfall, eine Geburt. Aber auch andauernde Situationen wie Krieg, Mobbing, Diskriminierung, Vernachlässigung von Kindern oder eine Trennung. Die Erfahrungen können sowohl individuell also auch kollektiv sein. Auch Menschen, die nicht direkt betroffen sind, können eine Traumatisierung erfahren, dann sprechen wir von einem *Sekundärtrauma*. Auf all diese Ereignisse reagieren die Betroffenen und Beteiligten auf psychischer, emotionaler und/oder körperlicher Ebene. Körper und Psyche gehen in die Verarbeitung dieser Erfahrungen und die Reaktionen nehmen mit der Zeit ab. Wenn nun jedoch die Erschütterung so stark ist, dass Körper und Psyche nicht mit der Verarbeitung und Integration des Erlebten zurechtkommen, handelt es sich um ein Trauma. (Was dabei im Gehirn passiert und welche Folgen das hat, liest du auf Seite 49.)

Wie ein Splitter

Du kannst dir das so vorstellen: Du bist unterwegs, setzt dich auf eine Holzbank und fängst dir dabei einen Holzsplitter ein, der sich richtig tief in deine Hand bohrt. Gelingt es dir, den Splitter direkt zu entfernen, tut es für einen kurzen Moment weh, heilt danach aber ohne Probleme wieder ab. Bekommst du den Splitter nicht ganz raus, arbeitet dein Körper weiter gegen den Splitter an und die Wunde um die Einstichstelle beginnt sich zu entzünden. Das Entfernen wird immer schmerzhafter und intensiver. Irgendwann weiss man nicht mehr, was mehr weh tut, die Wunde um den Holzsplitter oder der eigentliche Verursacher all der Schmerzen. Es braucht hier mehr Zeit und Geduld, um die Wunde heilen zu lassen und eventuell wird eine Narbe zurückbleiben.

Intergenerationelles Trauma

Vielleicht hast du dir auch schon die Frage gestellt, welche Auswirkungen die Erfahrungen und damit verbundenen Traumatisierungen deiner Eltern, Grosseltern und anderer Vorfahr:innen auf dich haben? Vielleicht fragst du dich, was du selbst deinen Kindern weitergibst? In den letzten Jahrzehnten wurde immer mehr über das sogenannte *intergenerationelle Trauma* bekannt und wie sich dieses über mehrere Generationen auswirken kann. Zum Beispiel traumatisierende Erfahrungen von Krieg, Flucht, Verlust, Armut, Diskriminierungen oder Gewalt aller Art, die nicht nur die direkt Betroffenen, sondern auch ihre Kinder und Grosskinder belasten. So können zum Beispiel Depressionen, Sucht, Beziehungs- oder Bindungsthemen, Ängste oder emotionale Taubheit ihre Wurzeln in solchen intergenerationellen Traumata haben. Wie diese Weitergabe funktioniert, wird immer noch erforscht. Doch es hat sich gezeigt, dass das Verhalten der Eltern und die Art und Weise, wie sie ihre Kinder aufziehen sowie epigenetische Veränderungen (also die Veränderungen unserer Gene aufgrund von Umweltfaktoren) eine Rolle spielen.

Traumareaktionen

Wir haben oben in Kapitel 2 die Funktionen und Reaktionen unseres Gehirns, Nervensystems und der Hormone sowie mögliche unmittelbare und mittel- und längerfristige Folgen kennengelernt. Dauern die Reaktionen länger als 4-6 Wochen und chronifizieren sie sich, dann sprechen wir von einer (Komplexen) *Posttraumatischen Belastungsstörung* (PTBS). Dafür muss mindestens je eines der Symptome der drei Kategorien Wiedererleben, Vermeidung und körperliche Symptome vorliegen. Geht mit den klassischen Posttraumatischen Belastungsreaktionen eine Persönlichkeitsveränderung einher und dauern die Symptome mindestens 2-4 Jahre, kann von einer *Komplexen Posttraumatischen Belastungsstörung* gesprochen werden. Die Symptome müssen vielfältig sein und sich in den Bereichen der Gefühle, des Denkens, der sozialen Beziehungen und des Körpers zeigen. Eine solche Diagnose wird von Psycholog:innen oder Psychiater:innen gestellt.

Frühe Unterstützung kann helfen, eine Posttraumatische Belastungsstörung zu vermeiden.

Erleben wir mehrere traumatisierende Ereignisse in unserem Leben oder sind wir in einer Situation, die eine dauernde oder sich wiederholende traumatisierende Belastung bedeutet, dann erhöht sich das Risiko, eine Posttraumatische Belastungsstörung zu entwickeln. Nicht jedes Trauma muss sich jedoch zu einer PTBS entwickeln. Sich früh genug

Was ist Posttraumatisches Wachstum?

Vielleicht hast du von Posttraumatischem Wachstum (*Post-traumatic Growth*) gehört? Darunter verstehen wir Fähigkeiten und Kapazitäten, die wir im Kontext der herausfordernden und stressvollen Umstände eines Traumas neu oder stärker entwickeln. Betroffene erfahren also positive (psychische) Veränderungen, was unterstützend sein kann. Diese Möglichkeit sollte allerdings nicht als Druck erlebt werden, aus allem Negativen auch etwas Positives zu ziehen - was dann *Toxic Positivity* wäre.

Unterstützung zu suchen, kann helfen, eine solche zu verhindern. Eine PTBS bedeutet also, dass Körper und Psyche in einem dauernden Überlebensmodus sind. Sie nehmen fortlaufend oder immer wieder eine Bedrohung und Gefahr wahr und versuchen, dich zu retten. Die Reaktionen, die akut gesund waren, wirken sich, wenn sie anhalten, ungesund aus. Eine PTBS kann mit psychologischer Unterstützung und deren verschiedenen Herangehensweisen bearbeitet werden. Es ist aber auch möglich, dass eine PTBS immer Teil des Lebens bleiben wird, mit der gelernt werden kann, umzugehen.

Gewalt in der Kindheit und Entwicklungsstörungen

Sexualisierte Gewalt in der Kindheit kann zu einem Entwicklungstrauma und damit verbunden zu Entwicklungsstörungen führen. Die Entwicklungsaufgaben des Kindes- und Jugendalters werden nicht bewältigt und realisiert, was auch mit Unsicherheit, Schuld und Scham verbunden sein kann. Die Entwicklungsstörungen können emotional, körperlich und kognitiv sein wie zum Beispiel Krankheitsanfälligkeit, Schlafprobleme, Konzentrations- und Gedächtnisschwierigkeiten oder Mühe, Gefühle zu regulieren. Sie können sich auch in Depressionen, Angst, Zwangs- oder Essstörungen zeigen.

Retraumatisierung

Bei einer *Retraumatisierung* wird ein Trauma erneut aktiviert oder aktualisiert, was zu einer Verschlechterung des Befindens der betroffenen Person führen kann. Zum Beispiel, wenn du eine traumatisierende Erfahrung erneut erfährst. Eine Retraumatisierung kann aber auch durch Fachpersonen ausgelöst werden, wenn sie nicht traumasensibel arbeiten. So ist es zum Beispiel möglich, dass Geflüchtete während ihrer Befragung zu den Gründen ihres Asylgesuches oder Gewaltbetroffene bei den Befragungen durch die Polizei, die Staatsanwaltschaft oder das Gericht eine Retraumatisierung oder *Sekundärviktimisierung* erfahren, wenn dies nicht auf eine angemessene und eben auf die Vermeidung von Retraumatisierung ausgerichtete Art und Weise erfolgt. Eigentlich sollte ein traumasensibles Vorgehen in solchen Situationen selbstverständlich sein, denn die Gewaltbetroffenheit ist bekannt. Und auch in anderen Situationen wie zum Beispiel bei medizinischen Untersuchungen, Geburten oder bei Pflegehandlungen sollte immer davon ausgegangen werden, dass die Person von Gewalt betroffen sein könnte. Traumasensibiliät sollte Standard sein. Leider ist dies heute noch nicht der Fall.

Was sind Trigger und Glimmer?

Trigger ist ein bekannter Begriff, *Glimmer* hingegen kennen nicht viele. Beide können eine wichtige Rolle bei Trauma spielen:

Trigger

Trigger bedeutet Auslöser. Diese Auslöser können Geräusche, Gerüche, Farben, Orte, Wetter, Menschen, Berührungen und Ähnliches sein, die dich an vergangene Erfahrungen erinnern. Sie können körperliche oder emotionale Reaktionen auslösen. Dein Nervensystem wird aktiviert, dein Körper bekommt das Signal «Gefahr», reagiert körperlich, aber auch mit Emotionen wie Angst, Traurigkeit oder Wut. In den meisten Fällen sind die Reaktionen nicht der aktuellen Situation angemessen - doch die Bedrohung kann sich sehr real anfühlen, so dass dich ein Trigger regelrecht in die Vergangenheit ziehen und einen Flashback auslösen kann. Wir

Bewusster Umgang mit dem Begriff «Trigger»

«Trigger», «Das triggert mich» oder «traumatisch» wird heute oft im Alltag verwendet. Findet ein Begriff seinen Weg in die Alltagssprache, besteht jedoch immer das Risiko, dass der Begriff inflationär und aus fachlicher Sicht nicht mehr korrekt benutzt wird. Betroffene sind allerdings darauf angewiesen, dass sie ernstgenommen werden. Deshalb ist es wichtig, dass diesen Begriffen nicht durch Verwässerung und nicht korrekte Verwendung ihr Gewicht, ihre Bedeutung und Dringlichkeit genommen wird. Wir sollten zwischen Triggern und Stressoren unterscheiden. Ein Stressor ist allgemein ein Faktor, der Stress auslöst. Trigger hingegen sind Auslöser im Kontext von Traumafolgereaktionen. So sind Trigger auch Stressoren, aber nicht jeder Stressor ist ein Trigger.

können üben, die Kontrolle zurückzugewinnen und mit Situationen, Gerüchen, Orten, Menschen und anderen Triggern umzugehen. So kann der Körper die Auslöser für den Alarm erkennen und diese in einen neuen Kontext setzen, damit auch andere und glücklichere Assoziationen damit verbunden werden. Dies benötigt Ausdauer, Geduld, viel Üben und Selbstfürsorge.

Glimmer

Glimmer sind kleine Momente von Freude oder Frieden, die durch Impulse von aussen ausgelöst werden. Zum Beispiel durch den Duft von Blumen, den Anblick eines kleinen Tieres, das Geräusch des Regens oder einen Sonnenuntergang. Glimmer versprühen also positive Gefühle. Wenn du dich darin übst, solche Glimmer bewusst wahrzunehmen und zu geniessen, kann das dein (parasympathisches) Nervensystem beruhigen, deine Stimmung aufheitern oder dich glücklich und sicher fühlen lassen. Dich mehr auf die Glimmer zu fokussieren, kann helfen, die Trigger zu dämpfen.

Wieso reagiere ich so und nicht anders?

Fragst du dich, wieso du weniger, stärker oder eben anders reagierst als eine andere betroffene Person? Oder wieso du möglicherweise keine Mühe mit der Verarbeitung einer Erfahrung hast?

Wie bereits gesagt: Jede:r reagiert auf eigene Weise. Hier wollen wir mögliche Faktoren anschauen, die dies beeinflussen. Dabei geht es auch um das Thema *Resilienz*: Resilienz beschreibt die Möglichkeiten eines Menschen, mit schwierigen Situationen und Ereignissen umzugehen.

Welche Faktoren beeinflussen meine Reaktionen?

Folgende Faktoren können unsere Reaktion zum Beispiel beeinflussen:

- Welche Form von sexualisierter Gewalt habe ich erfahren? Wie nahestehend ist/war die gewaltausübende Person?
- Wurde ein Vertrauensverhältnis ausgenutzt?
- War es eine einmalige Tat oder habe ich die Gewalt mehrfach oder über einen längeren Zeitraum erfahren?
- War es das erste Mal, dass ich solche Gewalt erfahren habe?
- Hat die Gewalt existenzielle Folgen gehabt, zum Beispiel eine Trennung oder einen Arbeitsverlust?
- Hatte ich bereits vorher belastende Erfahrungen gemacht?
- In welchem Alter habe ich Gewalt erlebt? Wo stand ich in meiner psychischen und kognitiven Entwicklung zu diesem Zeitpunkt? (Dasselbe Ereignis kann für ein Kind traumatisierend sein, für eine erwachsene Person aber bewältigbar.)

Resilienz

Ganz grundsätzlich spielt zudem eine Rolle, was wir mitbringen zum Zeitpunkt der Gewalterfahrung: Hier geht es um das Stichwort Resilienz. Resilienz bezieht sich darauf, wie Menschen auf Probleme und Herausforderungen reagieren (können). Ein stimmiges Bild ist die Verwendung des Begriffs Resilienz in der Ökologie oder Landwirtschaft: Dort ist ein Boden resilient, wenn er sich zum Beispiel nach einer Überschwemmung oder einem Brand wieder erholt und eine neue, andere Fauna und Flora auftaucht. Traumatische Erfahrungen und Erinnerungen hinterlassen immer Spuren in Körper und Gehirn. Resilienz bedeutet nicht, dass es wieder so wird wie vorher, sondern dass wir in der Lage sind, die Erfahrung zu verarbeiten. Bei der individuellen Resilienz gilt es immer auch Ursachen, System und Strukturen wie zum Beispiel Krieg, Armut und Rassismus oder patriarchale Verhältnisse mitzubedenken. Das Fundament für Resilienz wird mit den Erfahrungen im frühen Kindesalter mit Bindung und Fürsorge gelegt. Später können dann wiederum unterstützende Beziehungen, Geborgenheit, aber auch das Darübersprechen und der damit verbundene Verarbeitungsprozess unsere Resilienz stärken. Weitere Resilienzfaktoren können zum Beispiel sein: Optimismus, Humor oder Lösungsorientiertheit. Es ist jedoch wichtig, sich bewusst zu machen, dass die Leistungen, die von aussen als Resilienz interpretiert werden, auch mit Selbstberuhigungs-, Vermeidungs- und Verdrängungsstrategien einhergehen können, die nicht für alle Menschen gesund sind. In einem solchen Fall wird die betroffene Person überschätzt beziehungsweise die Folgen der Gewalt unterschätzt. Es ist deshalb wichtig, achtsam zu bleiben und zu versuchen, das eigene Befinden ehrlich anzuschauen. Auf der anderen Seite ist es aber auch wichtig, sich bewusst zu sein, dass wir unsere Resilienz vielleicht nicht immer selbst als solche wahrnehmen. Hier kann ein Blick von aussen helfen, die eigenen Ressourcen zu sehen.

«Trauma und weitere Folgen» in Kürze

Wichtig zu wissen Reaktionen und Folgen auf Gewalterfahrungen sind vielfältig, individuell und nicht kontrollierbar. Hier reagieren unser Gehirn, Nervensystem und Stresshormone. Diese Reaktionen sind eine gesunde Schutzreaktion, die unser (psychisches) Überleben sichert.

5 F kennen Während der Gewalt kann der Körper jedes Menschen mit Fight, Flight, Freeze, Flop und Fawn/Friend reagieren. Dies kann sich chronifizieren.

Folgen und Reaktionen kennen Die Folgen von Gewalt können ein breites Spektrum körperlicher, psychischer, sozialer und verhaltensbezogener Reaktionen sein. Dazu gehören auch Bewältigungsstrategien wie Verdrängen oder Vermeiden. Dauern diese länger als 4-6 Wochen, sprechen wir von einer Posttraumatischen Belastungsreaktion.

Trauma verstehen Bei einem Trauma werden die Erinnerungen an ein Ereignis falsch abgespeichert. Deshalb können Reize (Trigger) Erinnerungen auslösen, die sich so real anfühlen, als würden sie in diesem Augenblick geschehen.

Früh handeln Je früher wir Körper und Psyche unterstützen, desto kleiner das Risiko einer Chronifizierung und Posttraumatischen Belastungsreaktion beziehungsweise -störung.

Retraumatisierung verhindern Auf Trauma spezialisierte und diskriminierungssensible Angebote zu nutzen, hilft, keine Retraumatisierung zu erfahren.

3

Selbsthilfe

Was kann ich tun, wenn ich einen Flashback habe? Wie kann ich mein Nervensystem regulieren? Übungen für solche und andere Notfälle findest du in diesem Kapitel.

Skills und Techniken

Wenn wir in psychische Notfallsituationen kommen, ist es hilfreich, Methoden und Übungen zu kennen, mit denen wir uns selbst - und vielleicht auch anderen - helfen können.

Es gibt viele körperliche, geistige und auch kreative Übungen, mit denen sich Betroffene im Alltag und in schwierigen Situationen selbst helfen können. Wir geben dir hier eine Auswahl mit. Nicht jede dieser Übungen passt für alle Menschen. Schau, was dich anspricht und probier aus, ob es zu dir passt. Vielleicht braucht es auch mehrere Anläufe und ein Üben. Doch auch wenn dir eine Methode nicht entspricht, ist das okay und normal. Bitte denke daran: Sich selbst zu helfen, kann auch bedeuten, sich Hilfe zu holen. Bist du in einem Notfall oder geht es dir andauernd nicht gut, dann suche dir Unterstützung durch andere.

Methoden für Notfälle

Es gibt viele verschiedene Methoden, wie du dir in Notfällen selbst helfen oder dir von anderen helfen lassen kannst. Bei diesen geht es meist darum, ins Hier und Jetzt zu kommen. Dies nennt sich Grounding. Wir haben hier einige für dich ausgewählt:

ÜBUNG | Notfallkoffer bei Triggerung

Der Notfallkoffer kann von der Hosentasche, einem Necessaire bis zum Rucksack alles sein. Hinein kommen Dinge, die helfen, wenn du getriggert wirst. Um diesen Koffer zu füllen, kannst du dich fragen: Was hilft mir am effektivsten, mich selbst abzulenken, mich zu beruhigen? Zum Beispiel: ein Foto, ein Stimming-Toy, etwas gut oder stark Duftendes wie Tigerbalsam, ein Stein, ein (sehr) scharfer Snack, ein Brief an dich selbst,

Sudoku oder andere Rätsel. Der Notfallkoffer muss nicht unbedingt materiell sein, sondern kann auch aus Gedanken, inneren Bildern oder einem bestimmten Ort bestehen: Welche Gedanken oder Vorstellungen helfen dir, Stress auszuhalten? Hast du eine bildliche Vorstellung von einem sicheren Ort, einem *Safe Space*? Du kannst dir für Notfälle auch eine Liste davon machen und diese an einem bestimmten Ort deponieren, damit du daran erinnert wirst, was du tun kannst.

ÜBUNG | Innerer sicherer Ort

Du kannst dir einen inneren sicheren Ort schaffen, indem du die Vorstellung davon bei dir verankerst. So kannst du diesen inneren Ort, egal wo du bist, abrufen. Nimm dir eine Viertelstunde Zeit und kreiere dir einen solchen Ort: Stelle dir einen echten oder imaginären Ort vor, wo du dich sicher und wohl fühlst. Stell dir vor, wie er aussieht, wie es riecht, welche Farben oder welche Temperatur er hat, wie du dich dort fühlst. Menschen gibt es an diesem Ort nicht. Beiss beim Gedanken an diesen Ort auf einen Finger und mach eine Geste. So verankerst du diesen Ort in deinem Körper und kannst mithilfe der Geste immer dorthin gehen, wenn du es brauchst.

ÜBUNG | Reorientierung 3-2-1

Wenn du Flashbacks, Panikattacken oder Dissoziationen hast oder deine Gedanken sich drehen, dann kannst du mit dieser Technik wieder ins Hier und Jetzt kommen. Dafür sagst (oder denkst) du:

- je 3 Dinge, die du siehst, die du hörst, die du spürst
- je 2 Dinge, die du siehst, die du hörst, die du spürst
- je 1 Ding, das du siehst, das du hörst, das du spürst

Das Ganze kannst du auch länger mit 5-4-3-2-1 machen. Du kannst dich auch von einer anderen Person zur Unterstützung leiten lassen.

ÜBUNGEN | Weitere Grounding-Techniken

Wir möchten dir ausserdem noch ein paar weitere Techniken mitgeben, die dich wieder mit dem Hier und Jetzt, also dem Moment und dem Umfeld verbinden. Für diese Techniken werden deine Hör-, Tast- und

Tägliches Üben und Anwenden von Grounding-Techniken können dich unterstützen.

Sehsinne genutzt, um dein Gehirn und den Körper daran zu erinnern, wo du bist. So kannst du Erinnerungen, die dich überfluten, stoppen und zeigen: Du bist hier und jetzt sicher. Dich zu grounden kann zum Beispiel bedeuten:

- einen Igelball mit Händen, Füssen oder anderen Körperteilen drücken oder rollen
- an etwas Starkem riechen oder schmecken (zum Beispiel Tigerbalsam, scharfe Bonbons, Zitronensaft, ätherisches Öl)
- duschen oder ein Bad nehmen
- deine Hände in eine Schüssel mit eiskaltem Wasser tauchen
- einen Eiswürfel in den Händen halten, die Kälte spüren und das Schmelzen beobachten
- ein Haustier streicheln
- barfuss auf dem Boden stehen
- rausgehen und kalte Luft auf deinem Gesicht spüren
- rückwärts zählen
- draussen im Laufen deine Umgebung wahrnehmen

Es kann unterstützend sein, diese Techniken jeden Tag anzuwenden und zu üben, damit sich neue neurologische Verbindungen im Gehirn und Verhaltensweisen entwickeln können.

Wie kann ich mein Nervensystem regulieren?

Wenn unser Nervensystem dysreguliert ist, können wir es mit somatischen, also körperbezogenen Techniken beruhigen. Vielleicht hast du bereits selbst bewährte Strategien, die dir helfen. Wir möchten dir hier noch einige Ideen mitgeben, wie du deinen Vagusnerv stimulieren und in eine normale Aktivität bringen und wie du dein Nervensystem entweder beruhigen oder aufwärmen kannst.

ÜBUNGEN | Vagus-Nerv stimulieren

Der Vagusnerv gilt als Selbstheilungsnerv. Ihn zu stimulieren, unterstützt unser ganzes System. Zum Beispiel so:

- Lege dich auf den Rücken, stelle die Beine angewinkelt auf und schaukle die Knie abwechselnd nach links und rechts.
- Summe vor dich hin, um Vibrationen zu erzeugen.
- Drehe deinen Kopf langsam. Neige ihn hin und her. Versuche, regelmässig zu atmen.
- Massiere die Ohrläppchen und zupfe den Rand der Ohren von oben nach unten.
- Lege beide Handflächen seitlich an den Hals und kreise diese mit sanften Bewegungen.
- Lege deine Hand auf deinen Bauch und atme tief ein und langsam und vollständig wieder aus.

HINWEIS | Weitere Infos **Zum Vagusnerv findest du inzwischen viele Informationen online oder in Büchern.**

ÜBUNGEN | Nervensystem beruhigen

- **Schütteln:** Wenn du kannst, gehe leicht in die Knie, beginne zunächst mit leichtem Schütteln und Wippen aus den Knien heraus und lass das Schütteln und Vibrieren in deinen ganzen Körper übergehen.
- **Schwingen:** Stelle dich hüftbreit hin und beginne langsam, mit deinen Armen und Hüften hin und her zu schwingen.
- **Klopfen:** Klopfe mit deinen Händen oder Fingerspitzen auf deine Arme, Beine, Hüften oder den Brustbereich - so, wie es sich gut für dich anfühlt. Beim Schmetterlingsklopfen kreuze die Arme über deiner Brust und klopfe mit den Handflächen wie Flügelschlagen auf deine Oberarme.
- **Body Scan:** Scanne stehend, liegend oder sitzend mit deiner Aufmerksamkeit deinen Körper, indem du Empfindungen, Spannungen, Temperatur und anderes wahrnimmst. Beginne unten bei den Füssen oder oben beim Kopf.
- **Atmen:** Versuche, tief in deinen Bauchraum zu atmen. Mach dir dabei jedoch keinen Stress.

- **Musik hören:** Hör Musik, von der du weisst, dass sie dich beruhigt.
- **Achtsamkeit:** Erlaube dir, deine Gefühle und Empfindungen zu beobachten, ohne diese zu bewerten.

ÜBUNGEN | Nervensystem aufwärmen

- **Bewegung:** Setz dich in Bewegung durch Tanzen, Laufen, Sport oder andere Aktivitäten.
- **Stimulation:** Stimuliere deine Sinne und deine Nerven mit Reizen. Dies können zum Beispiel Bilder, Musik oder Gerüche sein.
- **Komfortzone verlassen:** Geh aus deiner Komfortzone und mach etwas, das dir nicht leicht fällt, das dir Reize gibt.

Und vergiss nicht: Für deine Gesundheit und dein Wohlbefinden ist es ganz allgemein wichtig, darauf zu achten, dass du gut und ausreichend schläfst, dich regelmässig (innerhalb deiner Möglichkeiten) bewegst, an deine Bedürfnisse angepasst isst und Humor und Lachen Platz in deinem Leben haben.

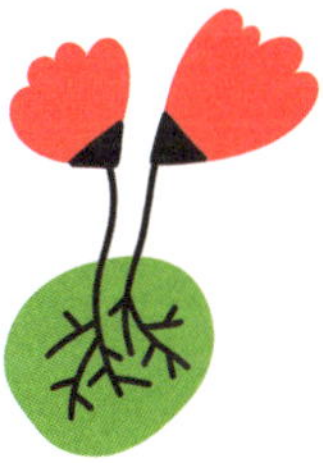

BUCHTIPPS

Frei atmen. Methoden für mehr Luft und Leichtigkeit

Selbstheilung. Die Kraft des inneren Arztes

www.beobachter.ch/buchshop

«Selbsthilfe» in Kürze

Sich selbst helfen Wenn du Stress- und Traumareaktionen erfährst, kannst du dir im akuten Fall oder regelmässig im Alltag mit Übungen auch selbst helfen.

Ins Hier und Jetzt kommen Meist geht es darum, mit Übungen oder Techniken ins Hier und Jetzt zu kommen. Dies nennt sich Grounding.

Grounding-Techniken Es gibt viele unterschiedliche Übungen, die du überall anwenden kannst. Beispielsweise an Tigerbalsam riechen oder ein scharfes Bonbon essen, deine Ohrläppchen massieren, vor dich hinsummen, einen Body Scan durchführen oder tief atmen. Probier aus, was für dich passend ist.

Sicherheit schaffen Durch ein regelmässiges Anwenden und Üben der Techniken schaffst du dir Sicherheit in der Anwendung der Übungen. Dies hilft dir im Notfall.

Notfall-Kit zusammenstellen Wähle einige Methoden aus, die du für Notfälle bereithältst. Beispiele dafür sind der Notfallkoffer, der «innere, sichere Ort» oder die «3-2-1-Reorientierung».

4

Sprache und Unter-stützung finden

Fällt es dir schwer, über deine Gewalterfahrungen zu sprechen? Hast du Angst, auf deine Erfahrungen angesprochen zu werden? Sind die Unterstützungsangebote für dich mit deinen Bedürfnissen möglicherweise nicht zugänglich?

Wie spreche ich über die Gewalterfahrung?

Vielleicht ist das Sprechen über die Gewalt für dich (überlebens-)wichtig. Vielleicht scheint es dir aber auch unmöglich.

Gewalt und traumatisierende Erlebnisse gehen einher mit Gefühlen von Ohnmacht, Unsicherheit, Hilflosigkeit und Überforderung. Du wurdest in eine Situation gezwungen, in der du unfreiwillig warst, die nicht-konsensuell war und die du nicht kontrollieren konntest. Deshalb ist es fundamental, dieser Erfahrung nun Erfahrungen von Sicherheit, Freiwilligkeit, Konsensualität und Handlungsfähigkeit entgegenzustellen.

Sprechen und nicht allein bleiben

Vielleicht fühlt es sich für dich im Augenblick sicherer an, dich niemandem anzuvertrauen - doch längerfristig hilft der Mehrheit der Betroffenen, nicht allein zu bleiben und Unterstützung zu erhalten. Kannst du dir vorstellen, dir eine Vertrauensperson zu suchen? Wer könnte dich ernst nehmen und unterstützend reagieren? Wer könnte dein Erleben validieren? Bei wem fühlst du dich aufgehoben und sicher? Dies können nahestehende Menschen sein - müssen aber nicht. Vielleicht ist es dir eher möglich, dich an spezialisierte Fachpersonen von einem Beratungsangebot oder eine andere, nicht spezialisierte Fachperson deines Vertrauens wie dein:e Hausärzt:in oder Therapeut:in zu wenden. Eine externe Einschätzung kann für dich bestärkend sein, deine eigenen Worte für den Übergriff zu finden (zu den Beratungsangeboten siehe Seite 257 im Anhang).

Vorteil Beratungsstellen: professionelles Zuhören

Der Gang zu einer Opferhilfe-Beratungsstelle kann ein erster Schritt des Nicht-allein-Bleibens und Sprechens sein. In der Beratungsstelle hören dir Berater:Innen zu, die gewohnt sind, mit Menschen über Gewalt und Traumata zu sprechen und die einen empathischen und professionellen Umgang mit der Thematik haben. Opferhilfe-Berater:innen haben den Auftrag, dich parteilich zu unterstützen und dich und deine Bedürfnisse an erste Stelle zu setzen. Es kann zudem entlastend für dich sein, dass du dich bei ihnen grundsätzlich nicht um deren Gefühle und Reaktionen sorgen musst (siehe Kapitel 6, Seite 127).

Über Gewalt sprechen kann gelernt werden

Wenn Gewalt nicht benannt wird, kann sich das als eine Leerstelle zeigen und anfühlen. Gewalterfahrungen laut auszusprechen und klar zu benennen, kann bestärkend sein und dem Schweigen und einer möglichen Stigmatisierung entgegenwirken. Und es kann dem Erlebten das nötige Gewicht geben, auch für dich selbst. Wichtig ist jedoch vor allem, dass du für dich selbst Worte findest, die für dich stimmen.

Dies bedeutet nicht, dass du von Beginn an in allen Details darüber sprechen (können) musst. Darüber zu sprechen, kann gelernt werden, zum Beispiel in einer Beratung oder in einer Therapie.

Unterstützung annehmen können

Mit anderen die eigene Geschichte und Erfahrungen zu teilen und Unterstützung von ihnen zu erhalten, kann das Gefühl auslösen, eine Last zu sein. Dies aus- und anzusprechen, macht es unter Umständen einfacher, die Unterstützung anderer anzunehmen und zuzulassen. Du darfst davon ausgehen: Wenn andere sich die Zeit nehmen für ein Gespräch, bedeutet das, dass du ihnen wichtig bist und sie in dem Moment auch wirklich mit dir und für dich da sein möchten. Du darfst dabei auf die Fähigkeit der anderen vertrauen, dass sie ihre Kapazitäten und Priorisierungen selbst

Über den Körper sprechen

Beim Erzählen über sexualisierte Gewalterfahrungen kann es sein, dass auch Körperteile benannt werden müssen. Dies ist zum Beispiel bei Einvernahmen durch Polizei oder Staatsanwaltschaft, vor Gericht oder bei einer medizinischen Versorgung der Fall. Aber auch in Beratungen oder in der Therapie ist es möglich, dass du detaillierter über die Gewalt erzählen möchtest und deshalb Körperbezeichnungen verwendest. Überlege dir, welche Benennungen, zum Beispiel von Oberkörper oder Genitalien, für dich stimmen und welche andere für dich verwenden sollen. Dies anderen zu kommunizieren, kann sich schwierig anfühlen. Vielleicht ist es für dich einfacher, dies schriftlich zu tun.

einschätzen können, ihre Grenzen dir gegenüber setzen und gegebenenfalls ihrerseits selbst wieder Unterstützung von anderen suchen. Versuch also, sie ernst zu nehmen, wenn sie ihre Unterstützung anbieten und bekräftigen.

Deine Geschichte gehört dir

Du schuldest grundsätzlich niemandem deine Geschichte. Es gibt viele Gründe, wieso du diese Erfahrung mit einer bestimmten Person oder gerade in diesem Moment nicht teilen willst: Vielleicht fühlst du dich bei der Person, in der Situation oder am Ort unwohl oder nicht sicher genug. Du möchtest keine negativen Folgen für dich oder dir nahestehenden Personen auslösen. Du möchtest dich davor schützen, dass Menschen aus deinem Umfeld die gewaltausübende Person möglicherweise verteidigen oder dein Erlebtes in Frage stellen. Du hast Angst, es könnte eine Retraumatisierung auslösen. In diesen Fällen kannst du zum Beispiel sagen: «Ich möchte das jetzt nicht erzählen. Danke, dass du meine Grenzen respektierst.» Deine Geschichte zu erzählen, darf keine Voraussetzung dafür sein, dass du von deinem Umfeld Unterstützung und Mitgefühl erhältst. Du hast das Recht, selbst zu entscheiden, ob und allenfalls wie viel und was genau du wem erzählst.

Konsensuelles Zuhören und Erzählen

Beim Sprechen über Gewalt ist es wichtig, dass sowohl die erzählende Person wie auch die zuhörende(n) Person(en) ihre Zustimmung dazu geben. Es gilt also, sich gegenseitig zu fragen, ob die Person erzählen möchte beziehungsweise ob die Person zuhören möchte.

Es kann für alle Sicherheit geben, wenn die erzählende Person sagt, welche Wünsche und Erwartungen sie an die zuhörende Person hat. Hierfür kannst du dich vorab fragen: Was fühlt sich für mich unterstützend an? Möchte ich zum Beispiel einfach teilen und erzählen können, ohne dass nachgefragt wird? Möchte ich eine Umarmung oder einen anderen Körperkontakt? Dies kannst du dann dem Gegenüber auch so kommunizieren. Es ist manchmal gar nicht so einfach zu wissen, was mich unterstützt und was ich brauche. Auch das ist, wie so vieles, eine Frage der Übung: Je öfter du dich fragst, was du im Moment wirklich brauchst, desto leichter fällt es dir, dies zu spüren, in Worte zu fassen und dem Gegenüber offenzulegen. Dabei kann dir helfen, wenn du in deinen Körper reinspürst, wie es sich anfühlt, wenn du dir zum Beispiel vorstellst, dass du jetzt eine Umarmung erhalten würdest. Der Körper ist ein guter Barometer.

Die eigenen Bedürfnisse zu spüren und zu kommunizieren, kannst du üben.

Umgekehrt kannst du dein Gegenüber fragen: Darf ich mit dir ein Erlebnis von sexualisierter Gewalt teilen? Magst du mir zuhören (ohne mir Ratschläge zu geben)? Bedenke immer, dass dein Gegenüber auch von sexualisierter oder anderen Formen von Gewalt betroffen sein kann. Deine Erzählung kann also beim Gegenüber etwas auslösen, das mit dessen eigener Gewaltgeschichte zu tun hat. Zum einen kann dies Verständnis und ein Nachfühlen sein, das aus vergleichbaren Erfahrungen kommt. Zum anderen kann es aber auch zu abwehrenden, zweifelnden und harten Reaktionen von anderen Betroffenen kommen - als Schutz- und Überlebensreaktion. Dies gilt nicht nur im direkten Gespräch, sondern zum Beispiel auch auf Social Media. Wenn jemand ohne Vorwarnung, Einholen des Einverständnisses, rücksichtslos und ungefiltert über Gewalterfahrungen spricht, dann wird von *Trauma-Dumping* gesprochen.

Wie reagieren, wenn mich Menschen darauf ansprechen?

Je nach Situation kann es sein, dass Menschen - mehr oder weniger genau - darüber Bescheid wissen, dass dir etwas widerfahren ist und es dir möglicherweise nicht gut geht. Wie kannst du nun damit umgehen, wenn du vielleicht - mit durchaus guter Absicht - darauf angesprochen wirst? Du kannst dich darauf vorbereiten und Strategien mitnehmen, die dir helfen, möglichst gut durch ein Familienfest, eine Veranstaltung oder ein Treffen mit Freund:innen zu kommen:

- **Grenzen setzen:** Du darfst immer Grenzen setzen und sagen, dass du nicht darüber reden möchtest und darum bitten, dies zu respektieren.
- **Distanz:** Du kannst Distanz aufbauen und den Raum wechseln, an die frische Luft oder spazieren gehen oder dich auf die Toilette zurückziehen.
- **Regulieren:** Du kannst Regulierungstechniken nutzen, indem du zum Beispiel Atem- und Grounding-Techniken (siehe Kapitel «Skills und Techniken» ab Seite 82) oder einen Rückzugsraum nutzt und dort meditierst, Musik oder Podcast hörst, liest oder gamest. Denk daran, dafür die nötigen Sachen mitzunehmen und vielleicht vorher abzuklären, ob es einen Raum gibt, den du nutzen kannst.
- **Check-ins:** Du kannst regelmässige Self-Check-ins machen und dafür zum Beispiel einen Wecker stellen. *Check-in* bedeutet, dich selbst zu fragen, wie es dir gerade geht. Zusätzlich kannst du eine andere Person fragen, vor Ort oder per Telefon/Chat regelmässig mit dir verbal oder non-verbal einzuchecken.
- **Unterstützung:** Such dir Unterstützung von anderen, indem du mit einer Begleitung hingehst, die informiert ist und deine Wünsche in Sachen Unterstützung kennt, oder indem du mit Anwesenden im Voraus deine Befürchtungen, Grenzen und auch Möglichkeiten von Unterstützung besprichst. Du kannst ausserdem andere bitten, dass sie dich aktiv beim Setzen von Grenzen unterstützen.
- **Rote Linien:** Überlege dir, ob du im Voraus rote Linien definieren kannst. Wann brichst du ein Gespräch ab? Wann wirst du dich entscheiden, zu gehen? Wie viel willst du erzählen? Was willst du nicht erzählen?
- **Exit-Strategie:** Überlege dir im Voraus einen Plan, wie du aus einer Situation herausgehst: Mit wem und wie verlässt du sie und wohin gehst du danach?

Wie reagieren, wenn mich niemand darauf anspricht?

Womöglich machst du auch die gegenteilige Erfahrung: Du hast in deinem Umfeld offengelegt, dass du sexualisierte Gewalt erfahren hast und bräuchtest Menschen, die dich explizit darauf ansprechen, um deinem Bedürfnis zu erzählen und zu teilen nachzukommen, und um dir Unterstützung zu holen. Wir erleben es immer wieder, dass Betroffene irritiert, enttäuscht oder verletzt sind, dass sie nicht auf die Gewalterfahrung angesprochen werden. Vielleicht hast du den Eindruck, dass sich deine Freund:innen oder Angehörigen nicht interessieren oder die Gewalt nicht schlimm genug finden, um sie anzusprechen. Unsere Erfahrung ist, dass viele Menschen zögern, Betroffene anzusprechen, aus Angst, etwas Falsches zu sagen, die betroffene Person zu überfordern oder zu triggern, oder weil sie schlicht nicht wissen, wie sie das Thema sensibel aufgreifen sollen. Wenn du es brauchst, aktiv angesprochen zu werden, dann versuche, das den entsprechenden Menschen mitzuteilen.

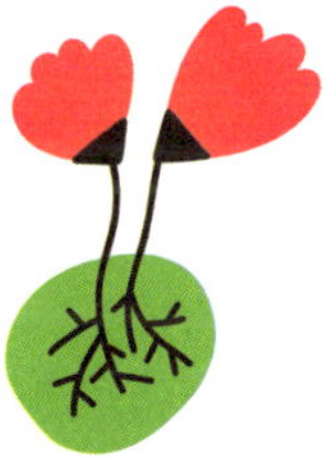

Wissen über sexualisierte Gewalt weitergeben

All die falschen und stereotypen Bilder zu sexualisierter Gewalt können leider auch durch Familienmitglieder, Freund:innen, Mitglieder deiner Community oder Fachpersonen mitgetragen werden. Wenn du bemerkst, dass Menschen, die für dich wichtig sind, mehr Wissen und Sensibilisierung brauchen, dann kannst du ihnen Wissen zugänglich machen. Falls du die Kapazität hast, kannst du ihnen zum Beispiel Podcasts, Links, Bücher oder Social-Media-Accounts empfehlen. Du kannst ihnen sagen, wie unterstützend und wichtig es für dich ist, dass sie sich mehr Wissen aneignen. Falls du magst, kannst du ihnen auch sagen, wie verletzend gewisse Aussagen und Sichtweisen sind, wie es dir dabei geht und was für dich oder andere Betroffene unterstützend wäre. Allerdings kann diese Art von Bildungsarbeit auch anstrengend, zermürbend und emotional aufreibend sein. Erinnere dich immer daran, dass du nicht verpflichtet bist, diese Bildungsarbeit zu leisten.

Wo finde ich Hilfe?

Es gibt diverse Unterstützungsangebote für Betroffene von sexualisierter Gewalt. Doch wie finde ich Zugang zu diesen? Welchen Hürden kann ich begegnen und wie überwinde ich diese?

In den folgenden Kapiteln findest du Informationen zu den unterschiedlichen Unterstützungsangeboten in Soforthilfe, Beratung, Begleitung, Schutz, Möglichkeiten der Strafverfolgung, Psycho- und Körpertherapie. Hier möchten wir dich über den Zugang zu diesen Angeboten informieren.

Realitätscheck

Für alle, die sexualisierte Gewalt erfahren haben, kann es eine Herausforderung sein, sich Unterstützung zu holen. Sei es, weil es ihnen nicht gut geht oder weil sie nicht Bescheid wissen, welche Angebote es gibt. Ausserdem sollten die Angebote auch gut zugänglich sein und den jeweiligen Bedürfnissen entsprechen. Denn jede:r von uns hat andere Möglichkeiten: zum Beispiel wie wir kommunizieren können, wie mobil wir sind, welche Sprache wir nutzen oder auf welche Art des Wissens und der Sensibilisierung wir bei Fachpersonen angewiesen sind. Aktuell kann es beispielsweise für behinderte, chronisch kranke, pflegebedürftige, queere, alte, dicke, migrantische, geflüchtete, suchtbetroffene Menschen zusätzliche Hürden geben, eine angemessene Beratung, Begleitung oder Schutz zu erhalten. Es gibt zweifellos Lücken im Unterstützungssystem: So fehlt es teilweise an spezialisierten Angeboten für Betroffenengruppen und nicht alle Fachpersonen und Behördenmitarbeiter:innen sind sensibilisiert und verfügen über das nötige Wissen. Es ist vieles in Bewegung und die Angebote verbessern sich laufend. Doch es fehlt oft an Geld und Zeit, um Angebote weiterzuentwickeln. Und wie überall ist es auch hier individuell und personenabhängig, wo die einzelnen Mitarbeiter:innen in puncto Sensibilisierung und Wissen stehen.

Du hast das Recht auf eine angemessene, sensible und diskriminierungsfreie Unterstützung.

Dieser Realitätscheck soll dich nicht entmutigen, sondern dich mit zusätzlichen Informationen dabei unterstützen, den Zugang zu finden. Wir werden hier Beispiele bringen, die sicher nicht vollständig sind und hoffen, dass auch du dich möglicherweise in deinen Bedürfnissen gesehen fühlst und für dich etwas mitnehmen kannst.

Ein Angebot finden

Es ist gar nicht so einfach, einen Überblick über die Angebote für Betroffene von sexualisierter Gewalt zu bekommen. Du findest in diesem Buch immer wieder Hinweise und Kontakte. Neben den spezialisierten Beratungsangeboten für Gewaltbetroffene kann es auch wichtig sein, dass du bei anderen Dienstleistungen wie Zahnärzt:innen, Gynäkolog:innen, Physiotherapeut:innen oder Hausärzt:innen eine trauma- und gewaltsensible Fachperson hast. Denn bei vielen Betroffenen lösen etwa körperliche Untersuchungen oder Tätigkeiten, die eine körperliche Nähe mit sich bringen, Unwohlsein aus oder können ein Trigger sein. Sprich dies an oder lass eine Vertrauensperson abchecken, welche Sensibilisierung eine Fachperson mitbringt. Ebenfalls lohnt es sich, bei der Opferhilfe-Beratungsstelle und in deinem Umfeld und deiner Community nachzufragen, ob sie möglicherweise sensibilisierte Fachpersonen empfehlen können.

Kontaktaufnahme und Kommunikation

Für Betroffene kann es sich grundsätzlich schwierig anfühlen, den Schritt zu machen und sich Hilfe bei einer Stelle zu holen. Für einzelne Menschen können weitere Hürden dazu kommen, wenn sie Kontakt aufnehmen wollen: Vielleicht magst du nicht anrufen, weil du aufgrund deiner Stimme oder deines Namens mit dem falschen Geschlecht angesprochen wirst oder du einen anderen als den offiziellen Namen nutzt? Vielleicht machen dir Kontaktaufnahmen zu unbekannten Menschen generell Mühe? Ebenso können die Kommunikationswege für die Kontaktaufnahme oder die Kommunikation während der Unterstützung eine Hürde sein: In welcher Sprache ist eine Kontaktaufnahme möglich? Welche Kommunikationsmittel stellt die Stelle für die Kontaktaufnahme, Terminvereinbarung oder die Dienstleistung zur Verfügung? Gibt es Sicherheitsprobleme für dich, wenn du dir Unterstützung holst?

Erstkontakt und Vorsondierung mit Hilfe einer Vertrauensperson
Du kannst den ersten Kontakt zu einer Stelle durch eine Vertrauensperson machen lassen. Überlegt gemeinsam, welche Fragen du an die Stelle hast und welche Vorinformationen (zum Beispiel zu Geschlecht, Name, Pronomen, Dolmetschungsbedarf, Assistenz, Kommunikationsmitteln) die Person geben soll. So könnt ihr gegebenenfalls abklären, ob das Angebot auch aufsuchend möglich ist, zum Beispiel aufgrund des Gesundheitszustandes, einer Behinderung oder aus Sicherheitsgründen. Oder die Vertrauensperson fragt an, wie es mit dem Wissen und der Sensibilisierung zu und für Themen wie Rassismus, Queerness, Behinderung, Nicht-Monogamie, Asexualität oder Mehrgewichtigkeit aussieht. Machst du den Erstkontakt direkt vor Ort, indem du zum Beispiel direkt zu einer Polizeistelle oder in ein Spital gehst, dann hilft es, eine Begleitung dabei zu haben, die bei der Anmeldung darüber informiert, wieso du kommst und alle relevanten Informationen geben kann.

Begleitung mitnehmen

Du kannst dich von jemandem auf eine Stelle, ins Spital oder zu den Strafverfolgungsbehörden begleiten lassen. Eine begleitende Person kann dich anmelden, dich bei den Wartezeiten (die durchaus lange sein können) im Emotionalen und in deinen Bedürfnissen unterstützen. Falls du dies möchtest, kann die Begleitung auch während der Beratung, der Einvernahme, der medizinischen Untersuchung und so weiter dabei sein. So bist du beispielsweise nicht die einzige rassismuserfahrende Person im Raum oder hast Unterstützung, wenn du ein bestimmtes Bedürfnis wie eine Dolmetschung durchsetzen musst. Auch danach kann die Begleitung mithelfen, an alles Nötige zu denken und dich so zu entlasten. Diese Begleitung kann eine Person sein, die du privat kennst oder auch eine Fachperson.

Diskriminierungssensible Angebote

Viele Menschen kennen das: Du suchst dir bei einer Stelle Unterstützung - und musst dann selbst Bildungsarbeit leisten, weil die Fachpersonen zu wenig Wissen im Hinblick auf Themen haben, die mit Diskriminierungserfahrungen zusammenhängen. Wenn du magst und in dem Moment die Kapazität hast, kannst du diese Bildungsarbeit leisten - andere Menschen werden froh darüber sein. Doch wir möchten dich gern erinnern: Du musst bei den Mitarbeiter:innen der Stellen keine Bildungsarbeit leisten. Du darfst die Verantwortung dafür, sich dieses Wissen anzueignen, ihnen übergeben, damit sie sich selbst informieren.

Wichtig: Du darfst einfordern, dass du eine sensible und angemessene Unterstützung bekommst, zum Beispiel durch den Wechsel der beratenden Person. Und wenn das bei dieser Stelle nicht möglich ist, darfst du die Stelle wechseln. Dies einzufordern oder einen Wechsel zu organisieren, ist oft nicht einfach und braucht Kapazität, die du vielleicht nicht hast. Frag auch in deinem Umfeld nach guten Erfahrungen mit Stellen und Fachpersonen.

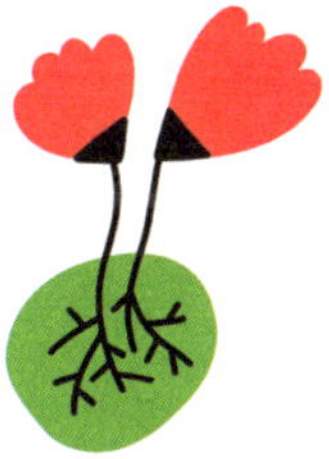

«Sprache und Unterstützung finden» in Kürze

Sprache finden Über Gewalt zu sprechen, kann sich ungewohnt, verletzend und manchmal unmöglich anfühlen. Je mehr du darüber sprichst, desto eher findest du deine Worte dafür.

Selbstbestimmtes Erzählen Über das Erlebte zu sprechen, kann bei der Verarbeitung und Genesung helfen. Du bestimmst jedoch, mit wem du wann und über was sprichst.

Konsensuelles Erzählen und Zuhören Erzähle nur dann, wenn du bereit bist und es sich sicher anfühlt. Genauso wichtig ist es, dass dein Gegenüber einverstanden ist, dir aktiv zuzuhören.

Hürden abbauen Der Zugang und die Nutzung der Angebote kann für Betroffene erschwert sein, zum Beispiel wegen fehlender Kommunikationswege, mangelnder Sensibilisierung oder fehlendem Wissen bei den Fachpersonen zu Themen wie Rassismus, sexuelle Vielfalt, Trans, Alter oder Behinderung.

Vertrauensperson Du kannst diese den ersten Kontakt zu einer Stelle oder einem Angebot machen lassen. Lass Fragen klären und die wichtigsten Informationen zu dir wie Name, Pronomen oder Unterstützungsbedarf geben.

Begleitung mitnehmen Nimm zur Unterstützung eine Begleitung zur Beratungsstelle, ins Spital, zur Einvernahme oder vor Gericht mit. Diese kann eine emotionale Stütze sein, Bedürfnisse einfordern oder bei Diskriminierungen einschreiten.

Kompetente Angebote Frag in deinem Umfeld nach Angeboten, die über Wissen und Sensibilisierung zu deinen Bedürfnissen verfügen.

5

Im akuten Fall

Du hast sexualisierte Gewalt erfahren oder bist in einer fortlaufenden Gewaltsituation: Was kannst du tun?

Unmittelbar nach der Gewalt

In einer akuten Gewaltsituation oder unmittelbar danach hast du verschiedene Möglichkeiten des Handelns.

Vielleicht fühlst du dich unter Schock. Vielleicht fühlst du gar nichts. Vielleicht funktionierst du weiter, wie wenn nichts gewesen wäre. Vielleicht geht es dir auch gut. Alles ist möglich und es gibt keine richtige oder falsche Reaktion.

Womöglich fragst du dich, was du jetzt tun musst. Erst einmal: Müssen tust du nichts. Du bist niemandem etwas schuldig. Es gibt nicht *den* einen Weg und Umgang mit dem Geschehenen. Und gerade weil du etwas erlebt hast, das nicht deinem Wunsch und Willen entsprochen hat, ist es wichtig, dass du nun selbst entscheiden kannst, was du tun möchtest oder auch nicht. Das Einzige, was dabei zählt, sind deine Bedürfnisse: Was stimmt für dich und was fühlt sich für dich am besten an?

Nicht allein sein

Es ist gut, wenn du nach einer Gewalterfahrung nicht allein bleibst. Schau dir dazu (nochmals) das Kapitel 4, «Sprache und Unterstützung finden» auf Seite 91 an.

Gedankenprotokoll machen

Ein Gedankenprotokoll zu machen - schriftlich, als Sprachmemo oder Video - kann helfen, dich zu ordnen und kann für die Zukunft gut sein, falls du eine Anzeige erstatten willst (dies musst du nicht bereits in diesem Moment entscheiden.) Auch zu einem späteren Zeitpunkt kann es unterstützend sein für die Verarbeitung, wenn du das Erlebte festhältst. Und vielleicht bist du irgendwann mal froh, deine Erinnerungen abgleichen zu können. Allerdings ist es nicht empfehlenswert, dies allein in allen Details zu tun, da das Risiko einer Retraumatisierung besteht. Falls du dieses Bedürfnis hast, lass dich von einer Beratungsstelle oder Therapeut:in begleiten.

Schweizweite 24h-Beratung per Telefon

Zum Zeitpunkt der Veröffentlichung dieses Buches im Herbst 2024, gibt es noch keine schweizweite 24h-Beratung für Gewaltbetroffene. Voraussichtlich wird ab Ende 2025 via eine zentrale Telefonnummer rund um die Uhr eine Beratung für Betroffene und ihr Umfeld telefonisch erreichbar sein: kostenlos, vertraulich und auf Wunsch anonym.

Im Kanton Bern gibt es mit AppElle! eine 24h-Beratung für gewaltbetroffene Frauen, ihr Umfeld und Fachpersonen unter der Telefonnummer: 031 533 03 03. Trans und nicht binäre Menschen können sich, falls es sich für sie passend anfühlt, ebenfalls melden. Viele Frauenhäuser sind ebenfalls 24 Stunden erreichbar bei sexualisierter Gewalt im häuslichen Kontext: siehe www.frauenhaeuser.ch. Da sich die Angebote laufend entwickeln, ist diese Liste nicht vollständig.

Weiterhin gibt es auch die Dargebotene Hand für Erwachsene (Telefonnummer 143) und Kinder und Jugendliche (Telefonnummer 147 und www.147.ch), die allerdings keine spezialisierte Beratung anbieten, sondern ein offenes Ohr leihen und Kontakte zu Beratungsstellen weitergeben.

Medizinische Soforthilfe und Spurensicherung/ -dokumentation

Hast du Verletzungen? Ist es möglich, dass du aufgrund der sexualisierten Gewalt schwanger geworden bist? Besteht das Risiko, dass du aufgrund eines Kontakts mit Körperflüssigkeiten mit einer sexuell übertragbaren

Krankheit infiziert wurdest? Möchtest du Verletzungen und mögliche Spuren sichern und dokumentieren lassen, zum Beispiel für eine mögliche zukünftige Anzeige? In diesen Fällen gibt es in immer mehr Regionen in der Schweiz ein spezialisiertes Angebot, wo du ohne Hinzuzug der Polizei medizinische Soforthilfe erhältst und mögliche Spuren der Gewalt professionell sichern und dokumentieren lassen kannst (eine Übersicht aller Angebote findet sich auf Seite 257).

Die medizinische Versorgung und rechtsmedizinischen Untersuchungen dauern in der Regel nicht unter 2 Stunden. Je nach Spital und deren Ressourcen kann es sein, dass du längere Wartezeiten hast, wenn andere Notfälle priorisiert werden. Rechne deshalb mit einer längeren Dauer.

Die medizinische Versorgung und das Abschlussgespräch werden in der Regel von klinischem Personal, also den Ärzt:innen und dem Pflegepersonal gemacht. Die rechtsmedizinischen Untersuchungen werden von Rechtsmediziner:innen oder *Forensic Nurses* durchgeführt. Bei Kindern sind spezialisierte Kinderärzt:innen zuständig.

Trauma- und Opfersensibiliät

Versorgung und Untersuchung sind spezialisiert auf sexualisierte Gewalt. Dies bedeutet, dass das Personal sensibilisiert und ausgebildet ist und die Abläufe und Arbeitsweisen trauma- und opfersensibel sind. Die Fachpersonen versuchen, so gut als möglich eine Vertrauensbasis zu schaffen, arbeiten respektvoll und erläutern genau die Funktionen der einzelnen Personen und der Arbeitsschritte. Es wird darauf geachtet, dass du genügend Zeit hast, um mit der Untersuchung zurechtzukommen und dass du über jeden Schritt informiert bist. Du darfst jederzeit mitbestimmen, was du mitmachen möchtest und was nicht. Du kannst die Untersuchung auch zu jedem Zeitpunkt unterbrechen. Es sind so wenige Menschen wie möglich im Raum. Falls eine verbale Dolmetschung erfolgt, ist diese Person nicht im Raum während der Untersuchung oder kann zum Beispiel hinter einem Vorhang rein akustisch dolmetschen. Falls du möchtest, darf deine Begleitperson dabei sein. Wenn möglich, achtet man im Hinblick auf das Geschlecht der Fachperson darauf, deinen Wünschen nachzukommen - bei einer Voranmeldung geht das eher.

Immer mehr Kantone bieten eine auf sexualisierte Gewalt spezialisierte Versorgung und Untersuchung an.

Was wird genau gemacht?

Im Anamnesegespräch wird nach der medizinischen Vorgeschichte und dem genauen Tathergang gefragt. Dabei muss unter Umständen sehr explizit und genau gefragt werden, zu welchen Handlungen es gekommen ist, damit die Fachpersonen wissen, welche medizinische Versorgung du benötigst und wie sie die Spuren optimal sichern können. Danach wird eine körperliche Untersuchung durchgeführt, bei der Fotos von den Verletzungen gemacht und unter Umständen mit Wattestäbchen Mikro- und DNA-Spuren, zum Beispiel von getrockneten Flüssigkeiten, gesichert werden. Denn auch wenn du mit dem blossen Auge selbst keine Spuren siehst, bedeutet dies nicht, dass keine da sind. Als Nächstes wird gegebenenfalls eine gynäkologische oder anale Untersuchung durch eine entsprechende Fachperson vorgenommen. Ein:e Rechtsmediziner:in oder Forensic Nurse ist dabei und wird wiederum Fotos machen und unter Umständen Spuren sichern. Die Untersuchungskits sind für Menschen jeden Geschlechts gleich und auch das Protokoll ist bis auf die genitale Untersuchung identisch. Du wirst verarztet, falls du Verletzungen hast und gibst Blut- und Urinproben, die einerseits auf Geschlechtskrankheiten untersucht und zum anderen für einen allfälligen Nachweis von Substanzen gesichert werden. Zuletzt folgt das Abschlussgespräch, wo auch das weitere Vorgehen besprochen wird, möglicherweise Medikamente mitgegeben werden, du einen Folgetermin und Informationen für Unterstützungsangebote erhältst. An einigen Orten gibt das Spital mit deinem Einverständnis deinen Kontakt direkt an eine Opferhilfe-Beratungsstelle weiter, damit sie dich für einen Beratungstermin kontaktieren.

Schweigepflicht

Das medizinische Personal steht unter Schweigepflicht, auch die Rechtsmediziner:innen und Forensic Nurses (bei Kindern ist die Regelung jedoch anders). Wenn die Strafverfolgungsbehörden bereits involviert sind, dann ist es möglich, dass die:der Rechtsmediziner:in als Amtsärzt:in dabei ist und die Informationen an die Polizei und Staatsanwaltschaft weitergibt. Es ist deshalb wichtig zu klären, in welcher Rolle die Anwesenden da sind. Wenn du keine Anzeige erstattet hast, wird die Rechtsmedizin oder Forensic Nurse Informationen nur mit deiner schriftlichen Zustimmung weitergeben.

Wichtig zu wissen: medizinische Soforthilfe und Spurensicherung sowie Dokumentation

Ohne Hinzuzug der Polizei

Gleich nach einer Gewalterfahrung ist es für die meisten Betroffenen nicht der richtige Zeitpunkt, um sich für oder gegen eine Anzeige zu entscheiden. Eine Sicherung von Spuren der Gewalt kann dir jedoch bessere Chancen für eine etwaige Strafverfolgung verschaffen. Ebenfalls kann es zum Beispiel wichtig sein, dass du Berichte und Dokumentationen für die Opferhilfe-Leistungen, ein unabhängiges Aufenthaltsrecht, das Sorgerecht oder Krankheitszeugnisse hast. Deshalb kannst du die Spuren dokumentieren und sichern lassen, ohne dass die Polizei hinzugezogen wird. Du kannst die Entscheidung über eine eventuelle Anzeige danach in Ruhe mit einer Beratungsstelle besprechen.

Mit Polizei

Falls du bei der Polizei Anzeige erstattet hast, dann begleitet dich ein:e Polizist:in (dabei wird auf das Geschlecht geachtet) zum Spital. Du darfst verlangen, dass diese:r weder bei den Gesprächen noch bei Untersuchungen und Versorgung dabei ist.

Was du nicht tun solltest vor der Spurensicherung

Auch wenn es dir schwerfällt, solltest du nach der Gewalterfahrung am besten nicht duschen, baden, die Zähne putzen oder auf die Toilette gehen. Slipeinlagen oder Binden sollten nicht weggeworfen, sondern mitgebracht werden. Ebenso solltest du die Kleider nicht wechseln oder die Kleider und allfällige Sachen, mit denen die gewaltausübende Person in Berührung kam, ungewaschen in einem Papiersack mitbringen. All dies kann in einem solchen Moment schwierig sein. Dein erster Impuls ist vielleicht, alles loszuwerden und abzuwaschen, was mit dem Geschehenen zu tun hat. Das ist verständlich. Aber es nicht zu tun, kann dich in Zukunft unterstützen. Vielleicht hilft dir diese Vorstellung.

Möglichst rasch innerhalb von 72 Stunden

Die möglichen Spuren auf deinem Körper sind in den ersten 72 Stunden nach dem Ereignis (manchmal auch weniger lang) am besten nachweisbar. Je früher du sie sichern lässt, desto besser. Ebenfalls können Medikamente gegen sexuell übertragbare Krankheiten sowie eine Notfall-Verhütung in den ersten 72 Stunden nach der Gewalterfahrung eingenommen werden. Deshalb ist es wichtig, innerhalb dieses Zeitraums zu reagieren.

Tag und Nacht

Damit du sofortige Hilfe bekommst, kannst du rund um die Uhr als Notfall - am besten mit einer Voranmeldung - im Spital vorbeigehen oder bei der entsprechenden Telefonnummer anrufen. Auch falls du dich akut bei der Polizei meldest, hat die medizinische Versorgung und rechtsmedizinische Untersuchung Vorrang. Falls du dich zu einem späteren Zeitpunkt meldest, kann es sein, dass du auf Termin vorbei gehen kannst. Das kannst du mit dem Angebot in deiner Region abklären.

Nach 72 Stunden

Aber auch wenn bereits 72 Stunden vergangen sind, ist es ratsam, eine Sicherung und Dokumentation machen zu lassen und dich medizinisch in Bezug auf Geschlechtskrankheiten, Schwangerschaft oder Verletzungen versorgen zu lassen. Besser spät als nie. Wenn du dir unsicher bist, ob du dich auf Spuren untersuchen lassen möchtest, kannst du dich oder kann eine Vertrauensperson sich vorgängig telefonisch erkundigen und alle Fragen stellen, die für dich wichtig sind, damit du dich entscheiden kannst.

Angebot für alle

Das Angebot gilt grundsätzlich für alle Betroffenen. Der Zugang ist entweder im Spital via Gynäkologie, dem Allgemeinen Notfall für Erwachsene, dem Kindernotfall oder durch einen direkten Kontakt zu einem forensischen Angebot. Schau, wie es in deiner Region ist und welcher Zugang für dich passt. Du kannst vorher anrufen, oder eine Vertrauensperson anrufen lassen, und deine Fragen und Anliegen klären. Für Menschen, die nicht mobil sind, zum Beispiel aufgrund einer Bettlägerigkeit, kannst du anfragen, wie das gelöst werden kann. Für Dolmetschdienste kannst du bei der Anmeldung fragen.

Begleitung mitnehmen

Wir empfehlen dringend, dass du dich von einer Vertrauensperson begleiten lässt. Dies zu deiner emotionalen und organisatorischen Unterstützung. Eine Begleitung kann dich dabei unterstützen, deine Bedürfnisse zu wahren und gegebenenfalls einzufordern. Zudem kann es zu Wartezeiten kommen und es ist gut, wenn du dann nicht allein bist. Und auch für danach kann eine Unterstützung wichtig sein.

Kopie der Dokumentation einfordern

Wir empfehlen dir, eine Kopie des Untersuchungsprotokolls und der Berichte einzufordern und damit zur Opferhilfe-Beratungsstelle zu gehen. Dies vor allem dann, wenn du nicht sicher bist, ob du Anzeige erstatten willst und auch wissen möchtest, was in der Akte erscheinen wird. So kannst du gegebenenfalls durch deine:n Anwält:in nicht relevante Fotos oder intime Informationen aus den Akten ausschliessen lassen, damit die gewaltausübende Person diese nicht einsehen kann.

Aufbewahrung und Auswertung von Spuren

Wichtig: Die Auswertung der DNA-Spuren sowie des Blutes und des Urins auf Substanzen wie Alkohol, Medikamente oder chemische Drogen erfolgt nur mit medizinischer Indikation oder im Auftrag der Strafverfolgungsbehörden bei einer Anzeige. Haaranalysen werden nur von der Rechtsmedizin bei einer Anzeige gemacht. Du kannst also nicht erst eine Auswertung machen lassen, um sicher zu sein, dass die Spuren brauchbar sind, und danach entscheiden, ob du Anzeige erstattest oder nicht. Rechtlich verwertbar sind zudem meist nur Auswertungen von anerkannten forensischen Laboren, was teuer sein kann. Die Staatsanwaltschaft kann Proben beschlagnahmen, wenn sie davon Kenntnis hat.

Die gesicherten Spuren werden je nach Kanton bis zu 15 Jahre aufbewahrt. Bei Minderjährigen je nachdem auch länger. Allerdings gibt es Kantone, in denen jährlich die weitere Aufbewahrung verlängert werden muss. Wie es in deinem Kanton geregelt ist, kannst du bei den Opferhilfe-Beratungsstellen oder der Rechtsmedizin erfragen und dich darin beraten und begleiten lassen. Falls es eine jährliche Verlängerung braucht, kannst du zum Beispiel die Adresse der Beratungsstelle als Kontakt angeben. Bei einer Anzeige sind Aufbewahrungsfristen anders geregelt. Wenn die Proben nicht von der Strafverfolgungsbehörde beschlagnahmt wurden, kann jederzeit die Entsorgung gefordert werden.

Die gesicherten Spuren werden je nach Kanton bis zu 15 Jahre aufbewahrt.

Sexuell übertragbare Krankheiten

Je nach Form der sexualisierten Gewalt kann ein Risiko bestehen, sich mit sexuell übertragbaren Krankheiten, STI (Sexually Transmitted Infection), infiziert zu haben. Anzeichen einer STI können sein:

- Brennen und Schmerzen beim Wasserlassen
- (ungewöhnlicher) Ausfluss aus Genital oder Anus
- Juckreiz, Schmerzen, Hautveränderungen an Genital oder Anus
- Rötungen, Pickel, Knötchen, Blasen, Warzen, Geschwüre im Genitalbereich
- unregelmässige oder ausbleibende Menstruation, Zwischenblutungen

- geschwollene Lymphknoten in der Leistengegend
- Schmerzen im Genitalbereich oder im Unterbauch
- Veränderungen wie offene Stellen in Mund oder Rachen

Die meisten STIs sind insbesondere via Flüssigkeiten, Wunden und Schleimhäute übertragbar - es ist aber auch eine Haut-zu-Haut-Infektion möglich. Wenn die Möglichkeit besteht, dass es zu einer Übertragung kam, ist es wichtig, dass du möglichst rasch innerhalb der ersten Stunden nach der Gewalt medizinische Versorgung suchst, damit du bei Bedarf eine sogenannte Postexpositionsprophylaxe (PEP) gegen HIV einnehmen (maximal 48 Stunden) und eventuell eine Impfung gegen Hepatitis B erhalten kannst. Doch auch wenn es dir nicht innerhalb dieser Zeit möglich ist, diese medizinische Hilfe zu holen, sollte eine medizinische Untersuchung und Beratung stattfinden. Viele Krankheiten lassen sich auch später noch rechtzeitig behandeln.

HINWEIS | Möchtest du mehr zu STI/HIV wissen? Siehe www.lovelife.ch, www.sexuelle-gesundheit.ch oder www.aidshilfe.ch.

Schwangerschaft
Hast du sexualisierte Gewalt erfahren, die bei dir zu einer Schwangerschaft führen kann? Dann ist es ratsam, dich zur Sicherheit beraten zu lassen oder eine Notfall-Verhütung innerhalb von maximal 120 Stunden, am besten jedoch während der ersten 24 Stunden, zu nutzen. Es gibt die Möglichkeiten der «Pille danach» oder einer «Spirale danach». Falls dies für dich nicht möglich ist oder diese Zeit bereits vorbei ist, ist es gut, danach möglichst früh einen Schwangerschaftstest zu machen, um eine Schwangerschaft auszuschliessen. Falls du schwanger bist, ist es wichtig, möglichst rasch eine spezialisierte Beratung zu erhalten, auch in Bezug auf einen (möglichen) Schwangerschaftsabbruch. In der Schweiz kannst du darüber bis in die 12. Woche selbst entscheiden. Danach braucht es eine Entscheidung durch eine:n Ärzt:in, wobei sexualisierte Gewalt ein anerkannter Grund für einen Schwangerschaftsabbruch ist. Ein Abbruch wird von der Krankenkasse oder allenfalls der Unfallversicherung (siehe Seite 140) bezahlt. Mehr Informationen findest du hier: www.sexuelle-gesundheit.ch → Themen → Schwangerschaft.

Falls du während der Gewalt bereits schwanger warst, empfehlen wir dir, dich untersuchen zu lassen.

Sogenannte K.O.-Tropfen

Hattest du einen Filmriss und es kann nicht der Alkohol gewesen sein? Erinnerst du dich nicht mehr an die letzten Stunden, spürst aber, dass etwas nicht stimmt? Bist du aufgewacht, hast Schmerzen im Genitalbereich oder Bauch und weisst nicht mehr, was passiert ist? Befürchtest du, dass dir eine Person etwas ins Getränk gemischt hat? Fühlst du dich benommen und wie in Watte gepackt? Kannst du deinen Zustand nicht mit dem, was du zuvor konsumiert hast, in Einklang bringen? In dem Fall kann es sein, dass dir eine Substanz verabreicht wurde. Verschiedene Substanzen werden als sogenannte *K.O.-Tropfen* benannt. Am bekanntesten ist GHB (Gamma-Hydroxybuttersäure), auch *Liquid Ecstasy* genannt. Die Wirkung dieser Substanzen kann dazu genutzt werden, eine Person enthemmt und wehrunfähig zu machen. Aufgrund der Wirkung auf das Gedächtnis erinnern sich die Betroffenen gar nicht oder nicht klar an das Geschehene. Diese Substanzen lassen sich nur 6–12 Stunden nach der Einnahme in Urin oder Blut nachweisen. Deshalb ist es wichtig, bei einem Verdacht möglichst schnell eine spezialisierte Untersuchung machen zu lassen. In den meisten Fällen ist jedoch kein Nachweis möglich.

Kostenübernahme

Die medizinischen Kosten werden entweder von der Krankenkasse oder der Unfallversicherung übernommen (zur Unfallversicherung siehe auch Seite 140). Für die Übernahme von Selbstbehalt und Franchise kannst du mit der Opferhilfe-Beratungsstelle sprechen. Für die rechtsmedizinischen Kosten musst du nicht aufkommen. Falls dir doch eine Rechnung gestellt wird, hilft dir die Opferhilfe-Beratungsstelle, das zu regeln. Falls du minderjährig bist und deine Eltern nichts davon erfahren sollten, kann auch hier eine Lösung gefunden werden.

Psychiatrische Soforthilfe

Geht es dir nach einer Gewalterfahrung psychisch so schlecht, dass du unmittelbar professionelle Hilfe brauchst? Löst diese Erfahrung bei dir einc Verschlechterung einer psychischen Erkrankung aus? Bei psychischen Krisen und psychiatrischen Notfällen kannst du dich an die psychiatrischen Notfall-Angebote, die es in allen grösseren Städten gibt, dein:e Hausärzt:in, den Notfall eines Spitals, medizinische 24h-Angebote oder auch die Sanität (Telefonnummer 144) wenden. Die Kosten sind durch die Krankenkasse gedeckt. Auch hier kannst du für die Bezahlung des Selbstbehalts und der Franchise mit der Opferhilfe-Beratung sprechen.

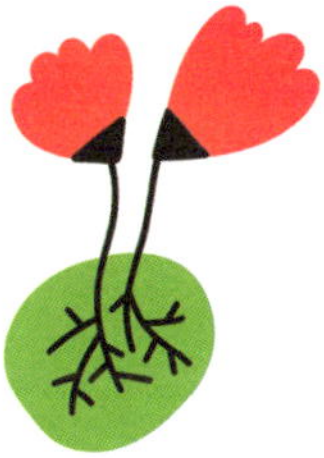

Ist die Gefahr noch nicht vorbei?

Falls du immer noch in Gefahr bist, weitere Gewalt zu erfahren, gibt es verschiedene Schutz- und Sicherheitsvorkehrungen.

Es ist nicht immer einfach, eine Gefährdung wahrzunehmen. Oft fühlen sich die Ängste diffus an und sind womöglich für Aussenstehende nicht ersichtlich. Dies kann zusätzlich verunsichern. Wir möchten dich ermutigen, gut auf dich zu hören: Hast du Angst, dass die gewaltausübende Person (oder Menschen aus deren Umfeld) dir oder dir nahestehenden Personen etwas antun könnte(n)? Bleib nicht allein, du hast das Recht auf Schutz.

Polizei, Wegweisung, Kontakt- und Annäherungsverbot

Wenn du akut in Gefahr bist, kannst du rund um die Uhr die Polizei unter der Telefonnummer 117 rufen.

Erlebst du Gewalt durch eine Person, die mit dir zusammenwohnt, kann die Polizei eine Wegweisung aus der Wohnung für maximal 10–14 Tage (je nach Kanton) verfügen. Für eine Verlängerung und eine Zuweisung der Wohnung an die betroffene Person ist dann ein Gericht zuständig. Gerichte können zudem gegenüber Gewaltausübenden ein Kontakt- und Annäherungsverbot anordnen: Ein *Kontaktverbot* umfasst persönliche, mündliche und schriftliche Kontakte. Ein *Annäherungsverbot* (auch *Rayonverbot* genannt) bedeutet, dass die Person sich nicht mehr in einem bestimmten Umkreis von Orten aufhalten darf, an denen du beispielsweise wohnst, arbeitest, Kinder in die Schule gehen und Ähnliches.

Für die Beantragung solcher Verbote wendest du dich am besten an eine Opferhilfe-Beratungsstelle oder, falls du bereits eine:n hast, an eine:n Anwält:in.

Hast du bisher keine positiven Erfahrungen mit der Polizei gemacht und zögerst, sie kommen zu lassen? Oder du möchtest nicht, dass die gewaltausübende Person eventuell Diskriminierung durch die Polizei erfährt? Dies ist verständlich und es kann dir niemand garantieren, dass dies nicht der Fall sein wird. Wir möchten dir jedoch mitgeben, dass es Situationen geben kann, in denen deine Sicherheit vom Eingreifen der Polizei abhängt und deine Unversehrtheit unbedingten Vorrang hat.

Kindes- und Erwachsenenschutzbehörde (KESB)

Bei unmittelbarer Gefährdung von Kindern und schutzbedürftigen Erwachsenen kann die Kindes- und Erwachsenenschutzbehörde zum Schutz der betroffenen Person rasch Entscheidungen treffen und nötige Schutzmassnahmen ergreifen. Dies unter Umständen auch, bevor der Verdacht abschliessend geklärt ist. Wenn du den Verdacht hast, dass ein Kind oder eine schutzbedürftige erwachsene Person sexualisierte Gewalt erfährt, und es nicht in deiner Macht steht, den Kontakt zu der verdächtigten Person zu unterbinden, kannst du eine Meldung machen, die von der KESB abgeklärt werden muss.

Wen involvieren: KESB oder Polizei?

Der Auftrag der beiden Behörden ist unterschiedlich. Die KESB fokussiert sich auf das Kindes- bzw. Erwachsenenwohl: Welche Massnahmen müssen ergriffen werden, damit die Person vor weiterer Gewalt geschützt wird und sie die erfahrene Gewalt verarbeiten kann? Die Polizei beziehungsweise die Strafverfolgungsbehörden fokussieren sich hingegen auf die Strafverfolgung: Wer ist die beschuldigte Person und hat sie das ihr vorgeworfene Delikt verübt? Du kannst dich also fragen: Brauchst du die KESB, damit sie Massnahmen zum Schutz der betroffenen Person ergreift? Dazu kann beispielsweise die Sistierung des Besuchsrechts des gewaltausübenden Elternteils oder die

BUCHTIPP

Alles über die KESB

www.beobachter.ch/buchshop

Anordnung begleiteter Besuche gehören. Oder ist das Kind geschützt, und du möchtest eine strafrechtliche Verfolgung der Tatperson? Das wäre dann die Polizei. Manchmal braucht es auch beides, ein Strafverfahren wie auch eine Meldung an die KESB.

Um eine Meldung zu machen, wendest du dich an diejenige KESB, die für den Wohnsitz der gefährdeten Person zuständig ist: www.kesb-kurz-erklaert.ch → KESB-Finder

HINWEIS | Infos KESB **Weitere Informationen zu der Rolle der KESB und den Abläufen findest du unter: www.kesb-kurz-erklaert.ch.**

Kinderschutzgruppen in Kinderkliniken

In einigen Kinderkliniken der Schweiz gibt es sogenannte Kinderschutzgruppen. Diese Kinderschutzgruppen haben unterschiedliche Aufgaben und Angebote: Manche bieten rund um die Uhr Beratung von Privat- und Fachpersonen bei Verdacht auf sexualisierte oder körperliche Gewalt an einem Kind an. Ausserdem gibt es Kinderschutzgruppen, die in Zusammenarbeit mit der Rechtsmedizin zuständig sind für medizinische Untersuchungen bei Verdacht auf sexualisierte Gewalt. Wann eine solche, für das Kind meist sehr belastende, Untersuchung Sinn macht, kannst du direkt mit der Kinderschutzgruppe besprechen.

Download Krisenzentren und Kinderschutzgruppen

Weitere Sicherheitsvorkehrungen

Neben der Wegweisung, dem Kontakt- und Annäherungsverbot gibt es weitere Sicherheitsvorkehrungen, die du treffen kannst: Zum Beispiel die Telefonnummer der gewaltausübenden Person sperren oder die Person auf Social Media blockieren. Grundsätzlich empfehlen wir dir jedoch, dich an eine Opferhilfe-Beratungsstelle zu wenden, deine Situation und Gefährdung mit den Berater:innen dort anzuschauen und deine Handlungsmöglichkeiten zu besprechen. Dies insbesondere auch bei häuslicher Gewalt und bei Stalking.

Es ist nicht immer einfach, eine Gefährdung wahrzunehmen. Bleib mit deiner Angst nie allein.

Schutzunterkünfte

Wenn du in einer Gewaltsituation und nicht mehr sicher bist, dann bieten Schutzunterkünfte für Erwachsene, Kinder und Jugendliche Schutz vor weiterer Gewalt. Dort kannst du zur Ruhe kommen und mit den Berater:innen überlegen, wie es weitergehen kann. Schutzunterkünfte dürfen sich diejenigen Unterkünfte nennen, die den professionellen Standards entsprechen und an einem geheimen Ort sind. Dies sind in erster Linie die Frauenhäuser und das Mädchenhaus Zürich. Hier finden Frauen und ihre Kinder, Mädchen und junge Frauen Schutz. Trans und nicht binäre Menschen können sich bei den Schutzunterkünften melden und mit ihnen klären, was möglich ist. Als Gewaltbetroffene:r musst du für diesen Aufenthalt nichts bezahlen. Die Dauer des möglichen Aufenthalts ist kantonal unterschiedlich. Für weitere Informationen und die Kontakte siehe www.frauenhaeuser.ch oder www.maedchenhaus.ch.

Andere Unterkünfte bieten nicht denselben Schutz, jedoch Unterstützung für Betroffene. Für Männer sind dies www.zwueschehalt.ch in Bern, Luzern und Zürich. Unterkünfte für Jugendliche siehe im Anhang (Seite 263).

Beweise sichern

Wenn du Gewalt erfährst, kann es ratsam sein, Beweise zu sichern, für den Fall, dass du eventuell strafrechtlich gegen die Person vorgehen, ein Kontakt- oder Rayonverbot erwirken willst oder dies beispielsweise für ein unabhängiges Aufenthaltsrecht (Ausländer- und Integrationsgesetz, AIG, Art. 50) relevant sein kann. Beweise können zum Beispiel medizinische Berichte, Fotos, DNA-Spuren, Screenshots von Nachrichten, Chatverläufen und Telefonanrufen, Videos, Fotos, Sprachnachrichten oder andere Tonaufnahmen sowie Gedächtnisprotokolle oder Tagebucheinträge sein.

- **Zur Sicherung von Spuren von körperlicher sexualisierter Gewalt:** siehe Seite 109.
- **Zur Sicherung von digitalen und digitalisierten Spuren:** Hier kannst du dich von einer Opferhilfe-Beratungsstelle www.opferhilfe-schweiz.ch oder von der Netzambulanz #NetzCourage beraten lassen: www.netzcourage.ch → Netzambulanz. Bei www.withyou.ch findest du ein Onlinetool, wo du deine digitalen oder digitalisierten Beweise sicher und anonym abspeichern kannst.

HINWEIS | Meldetools **Belästigungen und queerfeindliche Hate Crimes können gemeldet werden, damit deren Ausmass erfasst wird: Anonyme Meldetools zu Gewalt und Hate Crime: www.bernschauthin.ch, www.luzernschauthin.ch, www.zuerichschauthin.ch, www.lausanne.ch → Accueil principal → Guichet virtuel → Harcèlement de rue, www.lgbtiq-helpline.ch**

«Im akuten Fall» in Kürze

Nicht allein bleiben Such dir eine Person, der du vertraust, zur Unterstützung.

Beratung suchen Es gibt (noch) keine schweizweite 24h-Beratung. Die Beratungszeiten der Opferhilfe-Beratungsstellen sind in der Regel von Mo bis Fr zu Bürozeiten, kostenlos, vertraulich und auf Wunsch anonym. www.opferhilfe-schweiz.ch oder www.onlineopferberatung.ch

Gedankenprotokoll machen Ein Gedankenprotokoll hilft, deine Erinnerungen festzuhalten, solange sie noch frisch sind.

Spuren sichern und dokumentieren Spuren von Verletzungen und von der gewaltausübenden Person kannst du von Rechtsmediziner:innen und Forensic Nurses sichern und dokumentieren lassen. Am besten möglichst rasch. Vorher weder duschen, waschen noch Toilette nutzen. Wichtig: auch ohne Hinzuzug der Polizei möglich.

Beweise sichern Sichere mögliche Beweise wie Nachrichten, Chatverläufe, Fotos, Videos, Screenshots und Ähnliches. Dafür kannst du zum Beispiel www.withyou.ch nutzen.

Medizinische Soforthilfe nutzen Eine spezialisierte medizinische Versorgung ist wichtig bei Verletzungen und in Bezug auf eine mögliche Schwangerschaft oder sexuell übertragbare Erkrankungen. Am besten ein auf Gewalt spezialisiertes Angebot nutzen.

Psychologische Soforthilfe finden In psychischen Krisen und psychiatrischen Notfällen findest du Hilfe bei psychiatrischen Notfallangeboten.

Gefahr abwenden In akuter Gefahr kannst du die Polizei rufen, Telefonnummer 117.

Schutz suchen Schutz findest du in Schutzunterkünften oder durch Wegweisungs-, Kontakt- und Rayonverbote via Polizei und Gericht.

6

Opferhilfe und weitere Opfer- beratung

Spezialisierte Beratung und Begleitung durch Fachpersonen kann für Betroffene ein wichtiger Teil der Unterstützung nach einer Gewalterfahrung sein. Finanzielle Leistungen sollen zusätzliche Unterstützung ermöglichen und von Kosten entlasten.

Opferhilfe-Beratung

Was ist eine Opferhilfe-Beratung? Für wen ist sie? Wie finde ich eine passende Stelle und was erwartet mich in einer solchen Beratung?

In der Schweiz gibt es in allen Regionen Beratungsstellen, die Betroffene von Gewalt mit Beratung und Begleitung unterstützen: zum einen die sogenannten Opferhilfe-Beratungsstellen, die durch das Opferhilfegesetz (OHG) finanziert sind, sowie weitere, anderweitig finanzierte Beratungsstellen.

Was ist die Opferhilfe-Beratung?

Opferhilfe-Beratungsstellen sind spezialisiert auf die traumasensible Beratung von Gewaltbetroffenen. Die Berater:innen können dir helfen, das Erlebte und deine Reaktionen besser einzuordnen, können dich über therapeutische Angebote informieren, dich mit weiteren Fachstellen oder -personen vernetzen, dich bezüglich Anzeige beraten, im Strafverfahren begleiten und dich finanziell unterstützen.

Habe ich ein Anrecht auf Beratung?

Alle Menschen, die durch eine Straftat körperlich, psychisch oder sexuell verletzt wurden, haben Anspruch auf umfassende Beratung und finanzielle Unterstützung durch die Opferhilfe, wenn:

- sie diese Gewalt in der Schweiz erfahren haben.
- sie diese Gewalt im Ausland erlebt haben und ihren Wohnsitz zum Zeitpunkt der Gewalterfahrung in der Schweiz hatten (siehe Kasten auf Seite 130 zu Tatort Ausland).

Was ist die Opferhilfe?

Wenn du Gewalt erfahren hast, dann hast du Anrecht auf Opferhilfe in der Form von

- **spezialisierter Beratung** und
- **finanzieller Unterstützung.**

Die Opferhilfe-Beratungsstellen sind also wichtig für eine psychosoziale und juristische Beratung und Begleitung, aber auch dafür, dass dir möglichst wenig finanzielle Kosten aufgrund der Gewalt entstehen und du weitere Unterstützung erhalten kannst. Auch Angehörige, weitere Nahestehende und Fachpersonen können sich an diese Stellen wenden.

Ein wichtiger Grundsatz in der Opferhilfe-Beratung ist die Parteilichkeit: Die Berater:innen stellen dich und deine Bedürfnisse in den Mittelpunkt, nehmen dich ernst und wollen damit auch einer möglichen Täter-Opfer-Umkehr entgegenwirken.

Die Beratung ist **vertraulich, kostenlos und anonym** möglich.

Bei Bedarf wird eine Dolmetschung organisiert.

Wenn du sexualisierte Gewalt erfahren hast, empfehlen wir dir, mit einer dieser Stellen in Kontakt zu treten. Du kannst die Beratungsstelle frei wählen.

Dies ist im Opferhilfegesetz (OHG), dem sogenannten Bundesgesetz über die Hilfe an Opfer von Straftaten, geregelt.

Du kannst dich auch dann an die Opferhilfe wenden, wenn du nicht sicher bist, ob das, was du erfahren hast, sexualisierte Gewalt war. Die Unterstützung kannst du in Anspruch nehmen:

- unmittelbar nach der Gewalt oder Jahre später
- unabhängig davon, ob du Anzeige erstattet hast oder nicht
- egal, durch wen du die Gewalt erfahren hast

Auch Menschen aus dem Umfeld von Betroffenen haben ein Anrecht auf Beratung. Sie werden unabhängig von den Betroffenen in ihren eigenen Anliegen beraten und unterstützt. Beispielsweise können Eltern oder auch Partner:innen hier erfahren, wie sie Betroffene am besten begleiten können. Angehörige können sich auch dann an eine Opferhilfe-

Beratung bei Tatort Ausland ohne Wohnsitz in der Schweiz

Download
Tatort
Ausland

Im Moment des Drucks dieses Buches haben nicht alle Gewaltbetroffenen in der Schweiz das Recht auf eine Unterstützung durch diese spezialisierten Beratungsstellen. Der Grund liegt im geltenden OHG, das Unterstützung und Leistungen bei Gewalt im Ausland ohne gleichzeitigen Wohnsitz in der Schweiz ausschliesst. Dies betrifft insbesondere migrantische und geflüchtete Menschen. Da das Parlament über eine mögliche Änderung dieser Regelung entscheidet, kannst du die aktuelle Situation unter diesem QR Code nachlesen. Lass dich von einer Opferhilfe-Beratungsstelle dazu beraten.

Beratungsstelle wenden, wenn du dich nicht meldest. Sie werden getrennt von dir beraten und in der Regel von einer:m andere:n Berater:in. Auf deinen Wunsch hin können aber auch gemeinsame Beratungsgespräche durchgeführt werden. Du kannst dich auch beraten lassen, wenn du nicht sicher bist, aber einen Verdacht hast, dass andere Gewalt erfahren haben (siehe Kapitel 10, Seite 233).

Zudem berät die Opferhilfe-Beratungsstelle auch Fachpersonen, die in Kontakt mit Betroffenen stehen oder einen Verdacht haben.

Wie finde ich eine passende Opferhilfe-Beratungsstelle?

Unter **www.opferhilfe-schweiz.ch** findest du alle Opferhilfe-Beratungsstellen. Diese Stellen haben neben der Beratung auch die Kompetenz, dir die sogenannten Opferhilfe-Leistungen zugänglich zu machen.

Zum einen gibt es «allgemeine» Opferhilfe-Beratungsstellen, die zu verschiedenen Themen, von Unfällen mit Drittverschulden, medizinischen Behandlungsfehlern bis zu Gewalt, arbeiten. Zum anderen gibt es Opferhilfe-Beratungsstellen, die auf sexualisierte und/oder häusliche

Gewalt spezialisiert sind oder sich an eine bestimmte Betroffenengruppe richten. Diese spezialisierten Stellen erkennst du am Namen.

Du kannst frei wählen, bei welcher Opferhilfe-Beratungsstelle du dich beraten lassen möchtest. Du bist nicht an den Ort, an dem du wohnst oder an dem die Gewalt stattgefunden hat, gebunden. Vielleicht spricht dich eine Stelle aufgrund ihrer Spezialisierung an, vielleicht, weil sie örtlich praktisch gelegen ist oder auch, weil du sie von jemandem empfohlen bekommen hast. Du kannst dich für die Stelle entscheiden, die dir am besten passt. Wenn es um Kontakte zu Therapeut:innen, Anwält:innen oder weiteren Fachpersonen/-stellen geht, kann es Sinn machen, wenn du dich an eine Beratungsstelle in deinem Wohnkanton wendest.

Onlineberatung der Opferhilfe-Beratungsstellen

Nebst einer telefonischen oder Vor-Ort-Beratung hast du auch die Möglichkeit, dich (anonym) online beraten zu lassen. Die Onlineberatungsangebote werden zur Zeit laufend ausgebaut. Es handelt sich dabei um Beratungen per Chat oder in einem Onlinetool. Zum Zeitpunkt des Drucks dieses Buches (Herbst 2024) gibt es **www.onlineopferberatung.ch** und **www.violencequefaire.ch.** Die Schnelligkeit der Antworten variieren – schau dir dafür die Websites an.

Terminvereinbarung bei einer Opferhilfe-Beratungsstelle

Je nach Beratungsstelle hast du die Möglichkeit, dich per Telefon, E-Mail, Onlineformular oder Chat zu melden. Wenn du Hemmungen hast, dich unwohl fühlst oder zum Beispiel befürchten musst, dass du am Telefon mit dem falschen Geschlecht angesprochen wirst, dann kannst du eine Vertrauensperson, deine:n Anwält:in oder deine:n Therapeut:in fragen, für dich diesen ersten Kontakt herzustellen. Dies kann helfen, erste Fragen zu klären oder der Beratungsstelle bestimmte Informationen, zum Beispiel bezüglich Behinderung, Geschlecht oder Neurodivergenz, vorab zu geben und so eine gute Basis für deinen eigenen ersten Kontakt zu schaffen. Nicht alle Beratungsstellen und nicht jede:r einzelne Mitarbeiter:in verfügen über dieselbe Sensibilisierung und dasselbe Wissen, weshalb diese Abklärung sinnvoll sein kann.

Mögliche Fragen an eine Opferhilfe-Beratungsstelle:

- Welche Formen der Beratung bieten sie an (vor Ort, aufsuchend, Chat, Telefon, Videotelefonie, andere)?
- Kann eine Dolmetschung in Sprache X oder Gebärdensprache organisiert werden?
- Bei Beratungsstellen, die sich explizit an Frauen richten: Steht ihre Beratung auch trans Frauen, trans maskulinen, nicht binären, genderqueeren und anderen nicht-cis Personen offen? Welche Sensibilisierung und Wissen haben ihre Berater:innen dafür?
- Für männliche Betroffene: Haben sie eine Beratung, die auf männliche Betroffene spezialisiert ist?
- Ist die Beratungsstelle barrierefrei zugänglich?
- Hat die Beratungsstelle eine Sensibilisierung und Wissen zur Beratung von beispielsweise migrantischen oder geflüchteten, rassismusbetroffenen, neurodivergenten, queeren, behinderten, chronisch kranken oder alten Personen?

Zum Termin kannst du dich von einer Vertrauensperson begleiten lassen. Es ist an dir, zu entscheiden, auch noch vor Ort, ob diese auch ganz oder teilweise bei der Beratung mit anwesend ist oder im Wartezimmer bleibt.

Kann ich mich auch anonym anmelden?

Du bist nicht verpflichtet, deinen Namen preiszugeben. Die Opferhilfe-Beratungsstellen beraten auch anonym. Sie müssen zum Beispiel nicht wissen, wie du heisst, wann du geboren bist oder wo du wohnst. Erst wenn du finanzielle Ansprüche geltend machen willst (siehe «Finanzielle Leistungen durch die Opferhilfe», Seite 137), braucht die Stelle zwingend Angaben über dich.

Muss ich bei der Terminvereinbarung bereits über die Gewalt erzählen?

Eine Frage, die viele Betroffene beschäftigt, ist, ob sie bei der Kontaktaufnahme bereits von der Gewalt berichten müssen. Erst einmal: Müssen tust du nichts. Es ist allerdings wahrscheinlich, dass dir einige Fragen zu der erlebten Gewalt gestellt werden. Dabei geht es um die Einschätzung, ob du bei der Stelle am richtigen Ort bist. Das Fragenstellen wird sehr unterschiedlich gehandhabt - die einen machen es detaillierter, die anderen erst mal nur kurz. Wenn es dir schwerfällt, darüber zu reden, dann darfst du das sagen. Eigentlich sollte es reichen, wenn du nur ganz wenig preisgibst: zum Beispiel, dass es sich um sexualisierte Gewalt handelt. Sollten dir die Fragen bei der Kontaktaufnahme Sorgen bereiten, dann lass eine Vertrauensperson anrufen oder melde dich online.

Was bedeutet Schweigepflicht?

Die Berater:innen der Opferhilfe-Beratungsstellen stehen unter einer sehr strengen Schweigepflicht. Diese ist im Opferhilfegesetz geregelt und sie gilt auch dann noch, wenn die Person nicht mehr bei der Opferhilfe arbeitet. Schweigepflicht bedeutet, dass die Berater:innen ausserhalb der Beratungsstelle mit niemandem darüber reden dürfen, was du ihnen anvertraut hast. Sie dürfen auf Nachfrage nicht einmal Auskunft darüber geben, ob sie dich kennen.

Die Schweigepflicht wird erst dann aufgehoben, wenn du das möchtest. Das kann für gewisse Abklärungen nützlich sein: beispielsweise, wenn du deiner:m Berater:in den Auftrag gibst, für dich eine:n Anwält:in zu suchen oder sich mit deiner therapeutischen Fachperson auszutauschen.

Es gibt nur eine Situation, in denen die:der Berater:in auch ohne dein Einverständnis von der Schweigepflicht befreit wird: wenn du minderjährig bist und eine akute Gefährdung festgestellt wird und, um dir helfen zu können, die Kindes- und Erwachsenenschutzbehörde (KESB) involviert werden muss (mehr zu der KESB siehe Seite 119).

Was erwartet mich bei einer Opferhilfe-Beratung?

Wie die erste Beratung genau ablaufen wird, ist von Stelle zu Stelle unterschiedlich. Wichtig ist aber, dass du weisst: Du musst nur so viel preisgeben, wie du in dem Moment kannst und willst. Es ist auch okay, wenn du vor allem deine eigenen Fragen beantwortet haben möchtest, ohne dass du selbst viel erzählst. Wenn die:der Berater:in mehr wissen muss, um dich zu unterstützen, wird sie:er dir Fragen stellen. Mögliche Fragen, die du mit ihr:ihm klären kannst:

- Ist das, was ich erfahren habe, überhaupt sexualisierte Gewalt?
- Ist es normal, dass es mir so schwerfällt, darüber zu reden?
- Wieso haben mir Menschen aus meinem Umfeld nicht geglaubt?
- Ich erkenne mich selbst nicht wieder - ist meine Reaktion normal? Wird sich mein Zustand je wieder normalisieren?
- Sollte ich eine Therapie machen? Wie finde ich eine:n Therapeut:in?
- Die gewaltausübende Person belästigt mich weiterhin, was kann ich dagegen tun?
- Wieso konnte ich mich erst so spät aus der gewaltvollen Beziehung lösen? Wieso suche ich immer noch den Kontakt zur gewaltausübenden Person?
- Soll ich Anzeige erstatten? Was passiert dann?
- Wie finde ich eine:n Anwält:in?
- Welche Unterstützungsangebote kann mir die Opferhilfe finanzieren?

Egal, welche Frage du im Zusammenhang mit der Gewalt hast: Du kannst sie stellen. Die Berater:innen haben womöglich nicht auf alles eine Antwort, aber sie sollten wissen, von wem du die Antworten erhältst, die sie dir nicht geben können.

In der Regel wird dir die:der Opferhilfe-Berater:in im Erstgespräch Informationen über die Opferhilfe-Leistungen, über deine Rechte und Ansprüche sowie über geeignete Unterstützungsangebote geben. Bei Gewaltschutzmassnahmen (beispielsweise Annäherungsverbot oder Kontaktverbot, siehe Seite 118) wird die:der Berater:in als Erstes mit dir besprechen, ob ein Verlängerungsantrag gestellt werden soll. Danach gestalten sich die Beratungsgespräche nach deinen Bedürfnissen und Fragen. Die Opferhilfe-Beratungsstellen sind zudem sehr gut vernetzt mit juristischen, therapeutischen und medizinischen Fachpersonen und können dich auf Wunsch über die verschiedenen Angebote informieren. Solltest du Anzeige erstatten, bieten Opferhilfe-Beratungsstellen auch eine Begleitung zu den Einvernahmen und Gerichtsverhandlungen an.

Wie oft gehe ich in eine Beratung?

Wie oft du in eine Opferhilfe-Beratung gehst, hängt allein von dir und deinen Bedürfnissen ab. Du bist nicht verpflichtet, mehr als einen Termin wahrzunehmen. Es gibt Betroffene, die es bei einem Termin belassen, andere gehen über Jahre immer wieder zu Beratungsgesprächen. Mach es so, wie es für dich stimmt. Grundsätzlich darfst du gemäss OHG so lange Beratungen in Anspruch nehmen, bis sich dein Zustand stabilisiert hat oder die Folgen ohne die Unterstützung durch die Opferhilfe bewältigbar sind. Wann dies der Fall ist, ist sehr individuell.

Opferhilfe-Gesprächsgruppen für Betroffene

Einige Opferhilfe-Beratungsstellen bieten Gesprächsgruppen für Betroffene von sexualisierter Gewalt an. Am besten erkundigst du dich bei der Opferhilfe-Beratungsstelle deines Kantons, ob sie eine solche Gruppe führen und lässt dir weitere Informationen dazu geben.

Die Gesprächsgruppen der Opferhilfe sind keine Therapiegruppen, sondern eher eine Art Selbsthilfegruppe, die allerdings von Opferberater:innen geleitet wird. Eine Gesprächsgruppe eignet sich für dich, wenn du dich gerne mit anderen Betroffenen in einem geschützten Rahmen während einer festgelegten Dauer über deine Gewalterfahrungen und deinen Umgang damit austauschen möchtest. Ein solcher Austausch kann ermutigend und bestärkend sein und bei der weiteren Bewältigung unterstützen.

Was, wenn die Beratungsstelle oder die beratende Person nicht passt?

Es ist möglich, dass die Beratungsstelle oder die beratende Person für dich nicht passt. Dies kann bei allen Angeboten passieren und es ist legitim und für dein Wohlergehen auch wichtig, dass du nicht eine Situation aushältst, die dir nicht guttut und dich nicht unterstützt. Wir möchten dich ermutigen, nach einer anderen beratenden Person zu fragen oder eine andere Beratungsstelle zu suchen. Wie oben geschrieben, kannst du die Opferhilfe-Beratungsstelle frei wählen. Sie muss sich nicht in deinem Wohnkanton befinden.

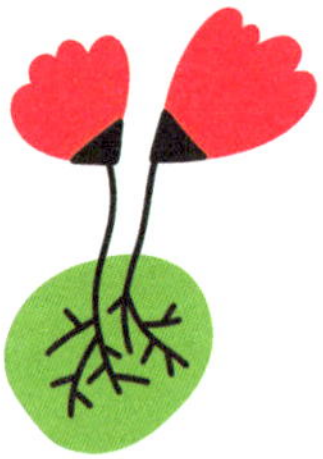

Finanzielle Leistungen durch die Opferhilfe

Hast du aufgrund der Gewalt finanzielle Auslagen gehabt? Willst du Unterstützungsangebote in Anspruch nehmen, die mit Kosten verbunden sind?

Die Opferhilfe bietet dir nicht nur kostenlose Beratung an, sondern auch finanzielle Unterstützung. Im Grundsatz geht es darum, dass du als Gewaltbetroffene:r finanzielle Auslagen, die du im Zusammenhang mit der Gewalt hast, nicht selber tragen musst. Ebenso haben deine nahen Angehörigen Anrecht auf finanzielle Leistungen. Die finanzielle Unterstützung durch die Opferhilfe ist aufgeteilt in Soforthilfe, längerfristige Hilfe Dritter und in Entschädigung und Genugtuung.

Welche Kosten übernimmt die Opferhilfe?

Welche Kosten aufgrund der Gewalt entstehen, ist sehr verschieden. Auch variiert kantonsabhängig, welche Kosten von der Opferhilfe übernommen werden. Die Kostenübernahmen musst du mit der Opferhilfe-Beratungsstelle klären. Hier eine nicht abschliessende Aufzählung möglicher Kosten, die du bei der Opferhilfe - je nach Kanton - beantragen kannst:

- Anwält:in
- Psychotherapie
- medizinische Versorgung und weitere medizinische Kosten (beispielsweise Psychiatriespitex)
- Aufenthalt in einer Schutzunterkunft
- alternative Therapien und weitere Unterstützungsangebote (beispielsweise Selbstverteidigungskurs)

- öffentlicher Verkehr oder Autofahrt zu Terminen bei der Opferhilfe, Anwält:in, Therapie et cetera
- Kinderbetreuung, damit du Termine wahrnehmen kannst
- Dolmetschung
- Umzug, falls dieser aufgrund der erfahrenen Gewalt nötig ist
- Schutzvorkehrungen wie Schloss ersetzen oder Telefonnummer wechseln.

Wir empfehlen dir, dass du dir alle Kosten, seien sie noch so klein, notierst und die Belege aufbewahrst. Bedenke dabei alle Kosten, die du, hättest du keine Gewalt erfahren, nicht gehabt hättest.

Subsidiarität der Opferhilfe-Leistungen

Die Leistungen der Opferhilfe sind subsidiär. Dies bedeutet, dass die Opferhilfe immer erst dann zum Zuge kommt, wenn keine Versicherung die Kosten übernimmt. Folgende Versicherungen decken die Leistungen bei sexualisierter Gewalt möglicherweise zuerst: Krankenkasse, Unfallversicherung, Rechtsschutzversicherung, Invalidenversicherung oder die Krankentaggeldversicherung. Die Opferhilfe übernimmt diejenigen Kosten, die von diesen Versicherungen nicht gedeckt werden.

Ein Beispiel: Medizinische und therapeutische Kosten musst du über deine Krankenkasse (Grundversicherung oder möglicherweise Zusatzversicherung, falls du eine hast) abrechnen. Deine Versicherung deckt entweder den ganzen Betrag, einen Teilbetrag oder gar nichts ab. Dementsprechend übernimmt die Opferhilfe subsidiär den ganzen Betrag oder einen Teilbetrag oder muss nichts mehr abdecken. Falls du von den Kosten nur Franchise und Selbstbehalt bezahlen musst, wird die Opferhilfe diese Kosten übernehmen. Ein anderes Beispiel: Falls du juristische Beratung in Anspruch nehmen willst und eine Rechtsschutzversicherung hast, müsstest du abklären, welche Kosten diese übernimmt. Je nachdem übernimmt die Versicherung nur in gewissen Fällen oder bei gewissen Anwält:innen die Kosten. Falls deine Rechtsschutzversicherung die Kosten nicht deckt, übernimmt die Opferhilfe oder bei unentgeltlicher Rechtspflege der Staat (siehe Seite 212) die Kosten.

Die Opferhilfe kann Betroffene und Angehörige finanziell unterstützen.

Unfallversicherung

Rechtlich gesehen hast du als Betroffene:r von sexualisierter Gewalt einen Unfall erlitten. Das heisst, dass eigentlich die Unfallversicherung für die Kosten, die der «Unfall» verursacht hat, aufkommen muss. Dafür musst du eine Unfallmeldung ausfüllen - entweder über deine:n Arbeitgeber:in (falls du mindestens 8 h pro Woche angestellt bist) oder über deine Krankenkasse (falls du weniger als 8 h pro Woche oder gar nicht angestellt bist). Die Unfallversicherungen bieten sehr umfassende finanzielle Leistungen, weshalb sich eine Meldung eigentlich lohnen würde.

Wieso schreiben wir «eigentlich»? Die Realität sieht leider so aus, dass den Betroffenen von sexualisierter Gewalt von Seiten der Unfallversicherungen viele Hürden in den Weg gestellt werden und sexualisierte Gewalt von den Unfallversicherungen oft nicht als Unfall anerkannt wird.

Wir möchten dich auf keinen Fall von einer Unfallmeldung abhalten, im Gegenteil: Wenn es für dich möglich ist, empfehlen wir dir, dich von einer Opferhilfe-Beratungsstelle unterstützen zu lassen und eine Meldung zu machen. Uns geht es lediglich darum, dir aufzuzeigen, welche Hürden dich möglicherweise erwarten.

Die erste Hürde betrifft die Meldung: Wenn du über deine Arbeit unfallversichert bist, kannst du keine Unfallmeldung machen, ohne dass dein:e Arbeitgeber:in davon Kenntnis erhält. Diese:r wird dabei nicht über die Art des Unfalls informiert, wird aber erfahren, dass du eine Meldung gemacht hast. Bereite dich darauf vor, dass du womöglich darauf angesprochen wirst. Es ist dein gutes Recht, keine näheren Informationen zu der Meldung zu geben.

Finanzielle Soforthilfe

Unter Soforthilfe wird eine Nothilfe verstanden. Das ist eine finanzielle Unterstützung, die relativ niederschwellig und kurzfristig beantragt werden kann. Die Soforthilfe steht Betroffenen und Angehörigen zur Verfügung und beinhaltet eine von der kantonalen Opferhilfe festgesetzte

Tipp: Statt auf dem Meldeformular «sexualisierte Gewalt» (oder Vergewaltigung oder Ähnliches) anzugeben, kannst du den Begriff «Schreckensereignis» verwenden. Das ist ein sogenanntes Code-Wort, aus dem die Unfallversicherungen schliessen können, dass es sich um einen Gewaltvorfall handelt.

Die zweite Hürde ist, dass die meisten Unfallversicherungen von dir Beweise für die erfahrene Gewalt erwarten. Dies entweder, indem du Anzeige erstattet hast (wobei auch da manchmal erst eine Verurteilung Beweis genug ist für die Versicherung) oder indem du andere eindeutige Beweise einreichst - was oft schlicht nicht möglich ist. Manchmal meldet sich die Unfallversicherung bei dir und möchte schriftlich oder in einem persönlichen Gespräch weitere Fragen mit dir klären. Wir empfehlen dir, dich in diesem Fall von einer:m Opferhilfe-Berater:in unterstützen zu lassen. Sie:er kann dich gegebenenfalls auch zu einem solchen Gespräch begleiten. Es ist allerdings dein gutes Recht, ein solches Gespräch abzulehnen. Dann bleibt dir nur der Weg über eine Beschwerde gegen den Entscheid der Versicherung.

Tipp: Falls deine Unfallversicherung die sexualisierte Gewalt nicht als Unfall anerkennt, kann dir die Opferhilfe-Beratungsstelle eine:n auf Versicherungsrecht spezialisierte Anwält:in vermitteln (und finanzieren). Diese:r kann dich beraten und dich gegebenenfalls bei einer Beschwerde gegen den Entscheid der Unfallversicherung unterstützen.

Sollte die Unfallversicherung den Unfall nicht anerkennen, werden die Kosten von der Krankenkasse, Grund- oder Zusatzversicherung, und subsidiär von der Opferhilfe gedeckt.

Summe für juristische, therapeutische, medizinische und materielle Kosten. Erkundige dich bei der Opferhilfe-Beratungsstelle, welche Kostenübernahme dir dein Kanton gewährt und wie du vorgehen musst, um die Leistungen zu beziehen.

Die Soforthilfe wird dir unabhängig von deinen finanziellen Verhältnissen gewährt. Sie steht dir und deinen Angehörigen zu, sobald es für die:den Opferhilfe-Berater:in «in Betracht fällt», dass du Opfer von (sexualisierter) Gewalt wurdest. Das heisst, sobald du erzählt hast, was dir passiert ist. Über die Soforthilfe kann die Opferhilfe-Beratungsstelle entscheiden.

Längerfristige finanzielle Hilfe

Die längerfristige Hilfe Dritter deckt, wie der Name schon sagt, längerfristige Kosten ab. Dazu gehören üblicherweise Therapiekosten, Kosten für eine:n Anwält:in oder medizinische Kosten. Die Beantragung der längerfristigen Hilfe ist etwas hochschwelliger als bei der Soforthilfe: Es reicht nicht mehr, dass es bloss «in Betracht fällt», dass du Opfer wurdest, es muss für die Opferhilfe «wahrscheinlich» sein. Das heisst, dass die Opferhilfe etwas mehr Details zur Tat und bezüglich der benötigten Unterstützung braucht und dass du ein Gesuch mit diesen Angaben zuhanden der kantonalen Opferhilfe-Behörde ausfüllen musst. Wenn du (auch) die Kosten einer stationären oder ambulanten Psychotherapie beantragst, musst du zusätzlich zu deinem Gesuch einen oder mehrere Berichte von einer:m Ärzt:in, Spital und/oder Therapeut:in einreichen. Die längerfristige Hilfe ist einkommens- und vermögensabhängig. Deshalb musst du dem Gesuch auch Nachweise über deine finanzielle Situation (in Form der letzten Steuerveranlagungsverfügung oder Belegen zu deinen aktuellen Einkommens- und Vermögensverhältnissen) einreichen. Je nach finanziellen Verhältnissen deinerseits wird die Opferhilfe die ganzen Kosten (subsidiär) oder einen Teil der Kosten übernehmen. Informiere dich dazu bei deiner:m Opferhilfe-Berater:in oder auch direkt bei der kantonalen Opferhilfe-Behörde.

Die Opferhilfe-Beratungsstelle unterstützt dich beim Gesuch für längerfristige finanzielle Hilfe.

Wir empfehlen dir, dich von der Opferhilfe-Beratungsstelle unterstützen zu lassen beim Ausfüllen des Formulars. Dein:e Berater:in kann dir dabei wertvolle Hinweise geben und dich auch emotional unterstützen. Da es bei der längerfristigen Hilfe etwas länger dauert, bis das Gesuch bearbeitet und gutgeheissen wird, empfehlen wir dir, das Gesuch einzureichen, sobald absehbar ist, dass die Soforthilfe alleine nicht genügen wird, um all deine Kosten zu decken. Dies ist beispielsweise dann der Fall, wenn du eine längerfristige Therapie beginnst oder eine:n Anwält:in für ein Strafverfahren hast.

Diese längerfristige Hilfe ist begrenzt auf eine gewisse Höhe der Beträge oder auf eine gewisse Anzahl von Therapiestunden. Wie viel dir gewährt wird, erfährst du nach der Beurteilung deines Gesuchs.

Entschädigung und Genugtuung

Die Opferhilfe kann Betroffenen von Gewalt eine Genugtuung und/oder eine Entschädigung gewähren. Als Entschädigung werden finanzielle Einbussen, die du aufgrund der Gewalttat hast, vergütet - zum Beispiel Lohnausfall oder Ausfall von Unterhaltsleistungen. Die Entschädigung ist abhängig von deiner finanziellen Situation zum Zeitpunkt der Beurteilung

Fürsorgerische Zwangsmassnahmen

Zehntausende Menschen waren in der Schweiz bis 1981 von sogenannten *Fürsorgerischen Zwangsmassnahmen* und *Fremdplatzierungen (FSZM)* und damit verbunden teilweise von sexualisierter Gewalt betroffen. Die Betroffenen haben ein Anrecht auf einen sogenannten Solidaritätsbeitrag durch den Bund und teilweise auch die Kantone.
Der Solidaritätsbeitrag wird von den Opferhilfe-Behörden der Kantone vergeben. Von den Opferhilfe-Beratungsstellen erhalten die Betroffenen Unterstützung und Begleitung.

Die Kontakte findest du hier:

- www.opferhilfe-schweiz.ch → Ich bin Opfer von ... → Fürsorgerische Zwangsmassnahme
- www.bj.admin.ch → Gesellschaft → Opfer von Fürsorgerischen Zwangsmassnahmen → Solidaritätsbeitrag

Hinweis: Weitere Informationen und wissenschaftliche Aufarbeitung: www.bj.admin.ch → Gesellschaft → Opfer von Fürsorgerischen Zwangsmassnahmen

des Gesuchs. Die Genugtuung ist ein sogenanntes «Schmerzensgeld» oder ein Solidaritätsbeitrag, der das widerfahrene Leid wiedergutmachen soll. Die Genugtuung ist einkommensunabhängig.

Die Entschädigung und die Genugtuung müssen innerhalb einer Frist von 5 Jahren nach der (letzten) Tat mit einem Gesuch bei der kantonalen Opferhilfe-Behörde geltend gemacht werden. Minderjährige Betroffene haben bis mindestens zum vollendeten 25. Lebensjahr Zeit, das Gesuch einzureichen. Menschen, die im Ausland sexualisierte Gewalt erfahren haben und zum Tatzeitpunkt Wohnsitz in der Schweiz hatten, haben zwar Anrecht auf die oben aufgezeigten Möglichkeiten der Beratung, Soforthilfe und längerfristige Hilfe, aber nicht auf Entschädigung und Genugtuung.

Voraussetzung für eine Bewilligung des Gesuchs ist, dass die Beeinträchtigung der körperlichen, psychischen oder sexuellen Integrität eine gewisse Schwere hat. Dabei wird nicht die (juristische) Schwere der Gewalttat angeschaut, sondern immer der Grad deiner Betroffenheit. Beurteilt wird also aus der Opferperspektive heraus. Eine weitere Voraussetzung und auch Hürde ist, dass das Gesuch um Entschädigung und/oder Genugtuung erst dann bewilligt werden kann, wenn die kantonale Behörde zu dem Schluss kommt, dass du mit «überwiegender Wahrscheinlichkeit» sexualisierte Gewalt erfahren hast. Diesen Beweis zu erbringen, ist häufig schwierig.

Deshalb empfehlen wir dir, dich für ein Gesuch um Entschädigung und/oder Genugtuung von einer Opferhilfe-Beratungsstelle unterstützen zu lassen. Sie können dir allenfalls eine Einschätzung geben zu den Chancen eines Gesuchs und dich beim Ausfüllen unterstützen.

Weitere Beratungsangebote

Zusätzlich zu den Opferhilfe-Beratungsstellen gibt es weitere Beratungsangebote, die ebenfalls spezialisierte Unterstützung zum Thema Gewalt anbieten.

Diese Beratungsstellen sind meist hochspezialisiert auf eine bestimmte Betroffenengruppe oder Form von (sexualisierter) Gewalt. Sie sind jedoch im Unterschied zu den Opferhilfe-Beratungsstellen nicht via Opferhilfegesetz finanziert und haben deshalb keine Möglichkeit, Opferhilfe-Leistungen zu gewähren. Beispiele für solche Stellen sind:

- www.brava-ngo.ch und www.fiz-info.ch zum Thema Migration, Asyl und geschlechtsbezogene Gewalt
- Netzambulanz www.netzcourage.ch zum Thema digitale Gewalt
- Unterstützungsangebote für Betroffene im Umfeld der katholischen und reformierten Kirchen: www.missbrauch-kirche.ch und www.missbrauch-kath-info.ch
- Die www.lgbtiq-helpline.ch (Telefon und Chats), www.tgns.ch und Checkpoints in Basel, Bern, Genf, Luzern, Lausanne und Zürich (www.mycheckpoint.ch) sind auf queere Themen, jedoch nicht auf sexualisierte Gewalt spezialisiert.

Diese Stellen arbeiten mit den Opferhilfe-Beratungsstellen zusammen. Vielleicht fällt es dir leichter, via diese den Einstieg in eine Beratung zu suchen und dich bei der Suche und Kontaktaufnahme nach einer geeigneten Opferhilfe-Beratungsstelle für sexualisierte Gewalt unterstützen zu lassen.

«Opferhilfe und weitere Opferberatung» in Kürze

Spezialisierte parteiliche Beratung Es gibt in allen Regionen Opferhilfe-Beratungsstellen, die Betroffene von (sexualisierter) Gewalt beraten und begleiten. Die Berater:innen arbeiten opfer- und traumasensibel. Auch Angehörige und weitere Menschen aus dem Umfeld der Betroffenen sowie Fachpersonen können sich bei der Opferhilfe beraten lassen.

Vertraulich und kostenlos Die Opferhilfe-Berater:innen stehen unter Schweigepflicht und beraten dich kostenlos.

Begleitung im Strafverfahren Die Berater:innen unterstützen dich bei der Entscheidung für eine Anzeigeerstattung, informieren dich über das Strafverfahren und begleiten dich auf Wunsch zu Einvernahmen.

Triage Die Opferhilfe-Beratungsstellen sind vernetzt mit spezialisierten Fachpersonen wie Anwält:innen und Psychotherapeut:innen.

Finanzielle Unterstützung Die Opferhilfe übernimmt subsidiär die Kosten, die dir und deinen Angehörigen aufgrund der Gewalterfahrung entstanden sind. Das können unter anderem Kosten für psychologische, medizinische oder juristische Unterstützung sein.

Weitere Opferberatung Es gibt weitere Beratungsstellen für spezifische Personengruppen oder Gewaltformen, die niederschwellige vertrauliche Beratung anbieten, allerdings keine finanziellen Leistungen gewähren können.

7

Weitere Handlungsmöglichkeiten

Neben der spezialisierten Beratung gibt es weitere Angebote, die dich bei der Verarbeitung und Genesung von Gewalterfahrungen unterstützen können. In diesem Kapitel findest du Informationen zu Psychotherapie, körperorientierten Ansätzen und einigem mehr.

Psychotherapie

Psychotherapien können dabei helfen, Gewalterfahrungen zu verarbeiten und Traumareaktionen zu bearbeiten. Was ist Psychotherapie? Und was solltest du dazu wissen?

Psychotherapie ist eine der Möglichkeiten, Traumareaktionen über die Ebene der Psyche anzugehen und zu einer Verbesserung der Gesundheit und des Wohlbefindens von Gewaltbetroffenen beizutragen.

Was ist Psychotherapie?

Psychotherapie bedeutet die «Behandlung der menschlichen Seele» und hilft Menschen bei psychischen Problemen und Erkrankungen mittels Gesprächen und anderen psychologischen Interventionen wie

Stationäre Psychotherapie

Neben der Psychotherapie in einer Praxis kann je nach psychischer Verfassung ein Aufenthalt in einer Klinik für Psychiatrie oder Psychotherapie unterstützend oder überlebensnotwendig sein. Dort sind intensivere Begleitungen möglich. Lass dich dafür gegebenenfalls von deiner:m Therapeut:in, Ärzt:in oder beispielsweise www.promentesana.ch beraten und frag bei der Opferhilfe-Beratungsstelle nach, ob sie Kliniken empfehlen können. Du kannst auch in deinem Umfeld oder deiner Community herumfragen, ob Erfahrungen bestehen, beispielsweise auch mit Sensibilisierung zu Themen wie Trans oder Rassismus.

Eine Traumatherapie sollte bei spezialisierten Psychotherapeut:innen gemacht werden.

Entspannungsverfahren oder Expositionstrainings. Es gibt über 20 verschiedene Formen der Psychotherapie. Je nachdem kann es sinnvoll sein, mehrere davon zu kombinieren. Die Therapien werden als Einzel-, Paar-, Familien- oder Gruppentherapien angeboten. Welche Therapieform sinnvoll ist, hängt nicht nur von der:m Betroffenen ab, sondern auch von der jeweiligen Thematik. Häufig ist die Beziehung zwischen Patient:in und Therapeut:in ein wichtiger Faktor für die Wirkung der Therapie.

Psychotherapien können von Psychiater:innen und Psycholog:innen nach entsprechenden Weiterbildungen durchgeführt werden. Ein:e Psychiater:in hat Medizin, ein:e Psycholog:in hat Psychologie studiert. Eine Behandlung mit Medikamenten kann nur ein:e Psychiater:in verschreiben und begleiten.

Psychotherapie bei Gewalterfahrungen und Trauma

Für Trauma gibt es spezialisierte Psychotherapien, auch *Traumatherapien* genannt. Kurz gesagt besteht eine Traumatherapie aus drei Bestandteilen: Stabilisierung, Bearbeitung und Integration. Als Erstes geht es darum, einen Umgang mit den Gefühlen und körperlichen und psychischen Reaktionen zu finden und diese zu regulieren. Danach kann es - muss aber nicht - ein Auseinandersetzen mit dem Erlebten geben. Die Integration hat dann das Ziel, das Erlebte in die Lebensgeschichte zu integrieren, sich Zukunftsperspektiven zu widmen und Strategien zu erlernen, die dann zum Zuge kommen, wenn die Erinnerungen wieder vermehrt auftreten und die gewonnene Stabilität ins Wanken kommt. Eine Traumatherapie sollte bei spezialisierten Therapeut:innen gemacht werden.

Passt Psychotherapie zu mir?

Grundsätzlich kannst du eine Psychotherapie einfach mal ausprobieren und schauen, ob sie dich unterstützt. Wenn du einen Ersttermin vereinbarst, bedeutet dies nicht, dass du dich auf eine längere Therapie einlassen musst. Ob und welche Form einer Psychotherapie für dich unterstützend und sinnvoll sein könnte, besprichst du am besten auch mit der Opferhilfe-Beratungsstelle oder dem:r Hausärzt:in. Sie können anhand deiner individuellen Situation und deiner Bedürfnisse Empfehlungen geben und Vorschläge machen. Wichtig ist jedoch immer, dass die Therapie stabilisierend, traumasensibel oder traumafokussiert ist. Ob für dich ein:e Psychiater:in oder ein:e Psycholog:in besser passt, ist von deiner Situation abhängig. Es ist auch möglich, dass du durch zwei Fachpersonen begleitet wirst: durch die:den Psychiater:in für eine medikamentöse Behandlung

Grenzen der Gesprächstherapie - Wichtigkeit der körperzentrierten Psychotherapie

Wie wir im Kapitel «Was passiert in meinem Körper und meiner Psyche?» gesehen haben, wird ein Trauma in Gehirn und Körper gespeichert. Lange wurde Psychotherapie und insbesondere Gesprächstherapie als *die* Therapie bei Trauma betrachtet. Heute wissen wir, dass Psychotherapie, die den Fokus nur auf das Gespräch legt, auch an ihre Grenzen kommen kann. Warum ist das so? Weit zurückliegende Traumata, die zum Beispiel in der Kindheit erlebt wurden, können nicht im gleichen Masse erinnert werden, da unter anderem die Hirnentwicklung noch an einem anderen Punkt stand. Deshalb können mit der Gesprächstherapie beziehungsweise mit der Sprache diejenigen Regionen im Gehirn, wo Traumata abgespeichert sind, nur indirekt erreicht werden. Um an die tiefe Verankerung im Körper heranzukommen, kann es also sinnvoll sein, sich für eine körperorientierte Traumatherapie zu entscheiden. So werden zusätzliche Methoden wie zum Beispiel *Somatic Experiencing* oder *Eye Movement Desensitization and Reprocessing (EMDR)* genutzt (siehe Seite 157). Ebenso kann es hilfreich sein, weitere Methoden wie Mal-, Klang-, Atemtherapie oder andere Körperarbeit zu kombinieren (siehe «Körperorientierte und weitere Methoden»).

und durch eine:n Psycholog:in für die Gesprächstherapie. Für eine gute Behandlung ist es wichtig, dass diese zusammenarbeiten.

Wer bezahlt die Psychotherapie?

Die Psychotherapie wird bei Gewalterfahrungen von der Unfallversicherung oder der Grundversicherung der Krankenkasse übernommen (zur Unfallversicherung siehe Seite 140). Voraussetzung dafür ist, dass diese durch eine:n Ärzt:in verschrieben ist. Falls es für dich eine Hürde ist, eine Verschreibung durch eine:n Ärzt:in zu erhalten, dann kannst du dich auch hier durch eine Opferhilfe-Beratungsstelle unterstützen lassen. Ab 30 Therapiestunden ist eine Kostengutsprache der Krankenkasse notwendig. Fehlt der:dem Therapeut:in die Anerkennung der Grundversicherung, kannst du, falls du eine Zusatzversicherung hast, bei der Krankenkasse nachfragen, ob die Therapie bezahlt wird. Ein stationärer Aufenthalt wird von der Krankenkasse grundsätzlich bezahlt. Die Klinik holt dafür vorgängig eine Kostengutsprache bei der Krankenkasse ein. Die Kosten der Franchise und des Selbstbehaltes werden von der Opferhilfe übernommen (siehe dazu «Subsidiarität der Opferhilfe-Leistungen», Seite 140).

Wie finde ich eine:n spezialisierte:n Psychotherapeut:in?

Je nach Versicherungsmodell deiner Krankenkasse brauchst du eine Überweisung durch eine:n Ärzt:in. Suchen musst du die:den Therapeut:in in der Regel selbst. Die Opferhilfe-Beratungsstellen kennen Therapeut:innen, die auf Gewalt und Trauma spezialisiert sind. Weil es aktuell zu wenige Psychotherapeut:innen in der Schweiz gibt, ist es grundsätzlich nicht einfach, eine:n zu finden. Hinzu kommt, dass nicht jede:r Psychotherapeut:in auf sexualisierte Gewalt und Trauma spezialisiert ist. Ausserdem gibt es nur sehr wenige Psychotherapeut:innen und Psychiater:innen, die selbst queer, rassismusbetroffen, behindert, migrantisch, dick, poly oder anders von Diskriminierungen betroffen sind. Bestenfalls sind sie sensibilisiert. Es kann also schwierig sein, einen passenden spezialisierten Therapieplatz zu finden. Wir möchten dich nicht entmutigen, sondern dir folgende Wege vorschlagen, wie du einen solchen finden kannst:

- Frag in deinem Umfeld herum, ob es empfehlenswerte Psychotherapeut:innen gibt. Schau dir ihre Websites und ihre Spezialisierungen an.
- Frag bei Opferhilfe-Beratungsstellen oder anderen Beratungsstellen, ob sie dir Psychotherapeut:innen in deiner Nähe empfehlen können.
- Recherchiere im Internet, zum Beispiel auch über Websites wie www.psychologie.ch → Psyfinder oder www.geplaper.ch

Falls es für dich nicht möglich ist oder sich überfordernd anfühlt, Psychotherapeut:innen abzutelefonieren: Schau, ob jemand dich dabei unterstützen kann - ein:e Freund:in, ein:e Opferberater:in oder eine andere Fachperson.

Spezifische Angebote für migrantische und geflüchtete Personen

Es gibt nicht viele migrantische Psychotherapeut:innen, die spezialisierte Therapien zu Trauma und sexualisierter Gewalt anbieten. Wir empfehlen, bei den Opferhilfe-Beratungsstellen oder bei auf Migration spezialisierten Beratungsstellen nachzufragen - je nachdem, was für dich wichtiger ist: die Spezialisierung auf Gewalt und Trauma oder die Expertise zu Migration und Flucht?

In der Schweiz gibt es fünf sogenannte Ambulatorien für Kriegs- und Folteropfer in Bern, St. Gallen, Zürich, Genf und Lausanne, zu finden unter www.torturevictims.ch. Hier finden Betroffene von sexualisierter Gewalt im Kontext von Krieg, Migration und Flucht eine spezialisierte Unterstützung in Form von Einzeltherapie und - je nach Ambulatorium - auch Gruppentherapie. In St. Gallen gibt es zudem eine Tagesklinik. Die Therapiesitzungen finden mit interkultureller Dolmetschung statt. Die Anmeldung muss je nach Aufenthaltsstatus durch die:den Hausärzt:in oder die für die Asylunterkunft zuständige:n Ärzt:in oder Gesundheitszentrum erfolgen. Falls dies eine Hürde ist, können eine Beratungsstelle oder freiwillige Unterstützer:innen im Asylbereich helfen. Die Kosten werden via Krankenkasse bezahlt.

Ein weiteres Angebot können spezialisierte Sprechstunden für Migrant:innen sein (siehe Anhang Seite 260). Siehe auch das Angebot von www.paxion.ch (psychosozialer Support von Geflüchteten für Geflüchtete) und das Netzwerk von www.spirit-network.ch.

Wie finde ich heraus, ob die:der Psychotherapeut:in passt?

Auch hier gilt: Ein Blick auf die Website kann schon viel über eine Person aussagen. Bei der Abklärung eines Termins kannst du Fragen zur Arbeitsweise, aber auch zu Erfahrungen und Sensibilisierungen stellen. Eine sehr wichtige Frage ist, ob die:der Therapeut:in Erfahrung in der Begleitung von Betroffenen von sexualisierter Gewalt hat. Zusätzlich kannst du Fragen wie auf Seite 132 stellen.

Beim Erstgespräch kannst du schauen, wie die:der Therapeut:in auf dich wirkt, ob du dich ernst genommen und abgeholt fühlst - kurz: ob die Chemie stimmt. Du darfst auch erstmal nur hingehen und dich nach dem Termin entscheiden, ob es für dich passt. Falls dem nicht so sein sollte, darfst du die Therapie bei dieser Person jederzeit beenden. Mit einem solchen Entscheid schaust du zu dir und deiner Gesundheit, was ganz wichtig ist. Es kann schwierig und kräftezehrend sein, eine neue Person zu finden. Doch wir möchten dich ermutigen, dir eine neue Person zu suchen. Das kann sich für dich lohnen.

Körperorientierte und weitere Methoden

Der Körper vergisst nicht. Deshalb kann die Arbeit via Körper ein wichtiges Element in der Verarbeitung von Gewalterfahrungen sein. Welche Methoden können unterstützen?

Wie oben gezeigt: Unser Körper speichert Erfahrungen ab, und auch wenn wir uns möglicherweise nicht kognitiv daran erinnern - unser Körper erinnert sich. Traumata können sich - müssen aber nicht - in körperlichen Reaktionen und auch in Erkrankungen zeigen. Diese via Körper anzugehen, kann eine sinnvolle Ergänzung oder Alternative zu Beratung und Psychotherapie sein.

Körperorientierte Methoden können Gespräche, Übungen, Körperübungen und Berührung beinhalten. Sie können helfen, die Erfahrung zu verarbeiten, das Nervensystem zu regulieren, wieder in Kontakt mit uns und unseren Empfindungen zu kommen und uns besser, weniger gestresst und entspannter zu fühlen. Ebenso kann es helfen, wieder Vertrauen in den eigenen Körper aufzubauen.

WICHTIG | Verkörperung **Bei körperorientierten Methoden geht es auch um ein «Entlernen» und Neulernen, indem der Körper immer wieder etwas übt und neue Verknüpfungen herstellt: Es braucht 300 Wiederholungen, bis der Körper sich an etwas Neues erinnert und 3000 Wiederholungen, bis etwas verkörpert, also im Körper verankert ist. Dies benötigt also viel Übung und Geduld.**

Beispiele von körperorientierten Methoden

Da sich Trauma auch im Körper speichert, kann eine körperorientierte Therapie sehr sinnvoll sein.

Zu den auf Trauma spezialisierten Methoden gehören *Körperpsychotherapie* und *Eye Movement Desensitization and Reprocessing (EMDR)* sowie *Somatic Experiencing (SE).* EMDR hilft, traumatische Erfahrungen zu verarbeiten, indem das Gehirn bei der Verarbeitung von Informationen unterstützt wird. Gezielte Augenbewegungen, wie wir sie im Schlaf machen, helfen dem Gehirn, die Erfahrungen zu integrieren und Erinnerungen neu zu verarbeiten. Körperpsychotherapie arbeitet gleichwertig mit Psyche und Körper. Die unterschiedlichen Methoden können Körperübungen, Körperberührungen und/oder körperliche Achtsamkeit beinhalten. Bei SE geht es darum, die Verbindung zu sich selbst und zum eigenen Körper wiederaufzunehmen. SE arbeitet mit den körperlichen Traumareaktionen, um diese zu verarbeiten, und wendet sich dabei an unser autonomes Nervensystem, das solche Erfahrungen abgespeichert hat und das wir nicht willentlich kontrollieren können.

HINWEIS | Zur Methode Somatic Experiencing **Peter A. Levine: «Trauma-Heilung: Das Erwachen des Tigers. Unsere Fähigkeit, traumatische Erfahrungen zu transformieren» (1998)**

Weitere körperorientierte Methoden können generell eine gute Unterstützung bei Traumareaktionen sein. Dazu gehören alle Formen von Körperarbeit, Körpertherapie oder alternativen medizinischen Methoden, die dir guttun: von Atemtherapie über Shiatsu bis Craniosacral-Therapie. Hier ist es wichtig, dass du darauf achtest, dass die Anbieter:innen mindestens trauma-informiert arbeiten und Erfahrung mit Betroffenen von sexualisierter Gewalt haben. Vielleicht hast du ja bereits in anderen Situationen gute Erfahrungen mit einer der Methoden und einem:r Anbieter:in gemacht. Auch hier gilt, dass du ein Angebot ausprobieren und die Person kennenlernen kannst und zu nichts verpflichtet bist (siehe Seite 155).

Red Flags bei Angeboten

Es gibt viele sehr unterschiedliche Angebote, die unter Stichworten wie Coaching, Lebenshilfe, Spiritualität und Ähnlichem arbeiten, die von sich sagen, dass sie Menschen in «schwierigen» Zeiten und mit «traumatischen» Erfahrungen weiterhelfen. Menschen in Krisensituationen können sich davon angesprochen fühlen.

Solche Angebote, Räume und Gemeinschaften können für einzelne Betroffene unterstützend und ein Teil ihres Weges sein. Voraussetzung dafür ist jedoch, dass diese Angebote fachlich auf Trauma ausgerichtet oder mindestens trauma-informiert sind und angemessene Haltungen rund um das Thema sexualisierte Gewalt, Sexualität und Geschlecht vertreten. Weil diese Voraussetzungen oft nicht gegeben sind und Betroffene immer wieder die Erfahrung machen, dass sie keine angemessene Unterstützung erhalten oder sogar weitere Verletzungen im Rahmen von Workshops, Gruppen oder 1:1-Sessions erfahren, raten wir zur Vorsicht und möchten das Bewusstsein für Folgendes stärken:

Warnzeichen: Red Flags!

Red Flags sind angebracht, wenn:

- Anbieter:innen eine essenzialisierende Haltung bezüglich Geschlecht haben – also die Vorstellung, dass alles, was mit Geschlecht in Verbindung gebracht wird, von der Natur vorgegeben sei.
- von Normen geprägte Haltungen in Bezug auf Geschlecht und Sexualität bestehen.
- sexualisierte Gewalt und Ausbeutung legitimiert wird, indem sogenannt weibliche und männliche Energie als «Erklärung», faktische Rechtfertigung und Victim-Blaming bei sexualisierter Gewalt gebraucht werden.
- Gewaltbetroffenen vermittelt wird, dass die erfahrene Gewalt Teil ihres Schicksals sei; sie diese Erfahrung manifestiert, also selbst herbeigeholt hätten; dies eine Chance für ihr persönliches Wachstum sei; sie diese Erfahrungen aufgrund ihrer Energien angezogen hätten; sie nur ein Spiegel der gewaltausübenden Person wären; sie in einem früheren Leben einen «Seelenvertrag» abgeschlossen und diese Erfahrung deshalb ausgewählt hätten; oder Betroffene aufgefordert werden, ihre angebliche «Verantwortung» zu übernehmen. Zusammen mit einer Art toxischer Positivität kann dies zu Botschaften führen wie «Das ist eine wunderbare Chance zu wachsen!».

- es zu einem sogenannten Spiritual Bypassing kommt, in dem mithilfe von spirituellen Praktiken und Inhalten unangenehme psychische Prozesse unterdrückt und vermieden werden.
- Menschen darin bestärkt werden, in gewaltvollen und gefährdenden Beziehungen zu bleiben.
- Menschen in intensiven Prozessen, Therapien und Körperarbeit darin bestärkt werden, immer weiter rein und über Grenzen zu gehen, anstatt auf ihre eigenen Grenzen und ihren eigenen Körper zu hören.
- gegenüber anderen nicht über Erfahrungen gesprochen oder intern Kritik angebracht werden darf.

All diese Haltungen sind nicht angemessen bei Trauma und Gewalt, sondern können sich im Gegenteil schädlich, retraumatisierend, diskriminierend und erneut gewaltvoll auswirken. Ganz besonders ist auf Machtdynamiken und Abhängigkeiten zwischen Workshop-Leitenden, Coaches, Heiler:innen und den Teilnehmenden zu achten, die ausgenutzt werden können. Deshalb gilt es, vorsichtig und aufmerksam zu sein bei der Wahl des Angebots und der Menschen, die dahinter stehen.

Und es gilt aufmerksam zu bleiben, denn auch etwas, das gut beginnt und sich gut anfühlt, kann sich negativ verändern. Entscheidungsfreiheit und Konsens müssen immer gewährt bleiben.

Hinweis: Ein System für Red Flags in Workshops findest du hier: www.redflagsinworkshops.com

Wer übernimmt die Kosten?

Die Krankenkassen übernehmen die Kosten von körperorientierten und alternativen Methoden innerhalb eines bestimmten Kostenrahmens, falls die Methode *und* die praktizierende Person anerkannt sind. Einige Methoden sind in der Grundversicherung enthalten, andere sind nur abgedeckt, wenn du eine entsprechende Zusatzversicherung hast. Die Krankenkasse gibt hier Auskunft. Ebenfalls kannst du mit der Opferhilfe-Beratungsstelle prüfen, ob sie die Kosten übernimmt. Die Übernahme solcher Kosten ist jedoch in jedem Kanton anders geregelt und nicht alle unterstützen diese Methoden.

Sexualität und Trauma: Reclaiming Pleasure

Sexualisierte Gewalt und Trauma können sich auf die Sexualität auswirken. Auch hier, und wahrscheinlich vor allem hier, ist es wichtig zu sagen: Ja, die erfahrene Gewalt kann Auswirkungen haben, das ist allerdings nicht immer der Fall. Betroffene können als Folge von sexualisierter Gewalt ein belastetes Verhältnis zu Sexualität, Intimität und Begehren haben und es kann (noch) herausfordernder sein, auf sich selbst und die eigenen Grenzen zu achten.

Vielleicht verspürst du Angst vor Berührungen und sexuellen Handlungen? Haben sich deine Libido und Lust nachhaltig verändert? Vielleicht hast du Mühe, dich selbst anzufassen und machst keine Selbstliebe mehr? Verspürst du neu oder anders Scham als vorher? Vielleicht kommt Ekel auf? Hast du Flashbacks oder dissoziierst während sexuellen Begegnungen? Vielleicht hast du Schmerzen, negative oder gar keine körperlichen Reaktionen bei Berührungen? «Funktioniert» dein Körper nicht mehr so wie vorher? Vielleicht gehst du auf der Suche nach Geborgenheit in sexuelle Begegnungen, ohne deine Grenzen zu wahren? Falls du dir solche oder ähnliche Fragen stellst oder du dich damit auseinandersetzen möchtest, ob sich bei dir Gewalterfahrungen und Trauma auf Sexualität, Intimität und Begehren auswirken, dann kannst du dies auf unterschiedlichen Wegen tun:

Sexualisierte Gewalt kann sich auf die Sexualität auswirken, muss aber nicht.

- Beratung, Coaching und Therapie im Bereich Sexualität können unterstützend sein für Einzelpersonen, aber auch in Beziehungskonstellationen. Schau auch hier, was dich aus der Fülle von Angeboten an sexueller Bildung, Sexualberatung, -therapie und -coaching anspricht. Die einen arbeiten in erster Linie via Kopf, andere vor allem via Körper. Wichtig ist es, darauf zu achten, dass die Anbieter:innen auf Gewalt und Trauma mindestens sensibilisiert oder besser spezialisiert sind. Auch hier kannst du bei der Opferhilfe-Beratungsstelle nachfragen, ob sie dir Kontakte empfehlen können und ob sie dafür finanzielle Unterstützung leisten.
- Bei Schmerzen kann es wichtig sein, diese mit einer gynäkologischen oder urologischen Fachperson abzuklären.

Bist du in einer oder mehreren sexuellen Beziehungen, dann kann es unterstützend sein, wenn sich dein:e Partner:in(nen) ebenfalls mit dem Thema beschäftigen, sich Wissen aneignen oder in eine Beratung gehen - mit dir oder für sich allein.

Auch wenn sich die Gewalterfahrung ausgewirkt hat, gibt es Wege, Sexualität wieder, weiterhin oder neu zu leben. Das braucht wahrscheinlich Geduld, Zeit und auch Vertrauen in dich, deinen Körper und ins Gegenüber.

Konsens und Konsenskultur

Was ist das Gegenteil von Gewalt? Konsensuelle Begegnungen, bei denen alle Beteiligten mit allen Handlungen einverstanden sind. Damit dies möglich ist, braucht es die Fähigkeit, die eigenen Wünsche und Bedürfnisse wahrzunehmen und zu kommunizieren, und die Bereitschaft, die Grenzen anderer zu respektieren. Was wir brauchen, ist eine Kultur, die Konsens nicht nur als ein Instrument, sondern als eine Praxis und Haltung lebt, die sich in einer konsensuellen Sexualität, aber auch in anderen Lebensbereichen, in unserem Alltag und in Beziehungen zeigt.

Was dabei ganz wichtig ist: Konsens ist nicht eine einmalige Abmachung, die unbeschränkt gilt, sondern muss laufend hergestellt werden und kann sich jederzeit ändern. Entgegen einem verbreiteten Bild geht es bei Konsens nicht darum, einen kleinsten gemeinsamen Nenner zu suchen, sondern darum, ein grösstes Gemeinsames zu schaffen. Es geht also nicht um einen Kompromiss, bei dem alle das Gefühl haben, verzichten zu müssen - sondern es geht darum, die je eigenen Wünsche als Startpunkt zu nehmen und gemeinsam zu schauen, was zusammen daraus gemacht werden kann innerhalb des konsensuellen Rahmens. Dabei geht es um *Ja* und *Nein*, also um Möglichkeiten und Grenzen. Es kann aber auch um *Vielleicht* und *Ich weiss es (noch) nicht* gehen, die es ermöglichen, auf eine Forschungsreise zu gehen. Joris Kern zeichnet dafür im Buch «Sex, aber richtig?» ein schönes Bild: Wenn das *Ja* ein wunderbarer Strand und ein *Nein* ein sicherer Hafen ist, dann kann das *Vielleicht* und *Ich weiss es nicht* die offene See sein, von wo aus erforscht werden kann. Es muss nicht immer ein Meer sein, es kann auch in einer Badewanne oder einem Schwimmbad gestartet werden. Voraussetzung dafür ist jedoch ein sicherer Rahmen. Konsens kann, beziehungsweise muss, geübt werden.

Konsens muss laufend hergestellt werden und kann sich jederzeit ändern.

Viele von uns haben nie gelernt, unsere Grenzen zu spüren, ernst zu nehmen und zu kommunizieren - oder wir haben es im Laufe der Jahre verlernt. Es wäre wichtig, dass alle Menschen dies in jungen Jahren lernen als Basis für ein Zusammenleben ohne Gewalt. Als Erwachsene können wir uns dies (wieder) neu aneignen, indem wir uns mit Konsens und Konsensualität auseinandersetzen und üben. Üben, unsere Wünsche und Bedürfnisse zu spüren, diese zu kommunizieren und zu klären, ob sich diese mit den Wünschen und Bedürfnissen anderer treffen. Schauen, ob wir daraus etwas Gemeinsames machen können. Oder auch nicht.

Mit ein wenig Recherche findest du Literatur und Podcasts zum Thema Konsens. Wir möchten dir hier insbesondere einen praktischen und auf den Körper ausgerichteten Ansatz mitgeben: Sich theoretisch mit Konsens zu beschäftigen ist wichtig. Genauso wichtig ist es, sich selbst und andere besser kennenzulernen und ins praktische Üben und Umsetzen zu kommen. Da der Körper ein wichtiges Instrument, ein Kompass und Seismograph für unsere Wünsche und Grenzen sein kann, haben Betty Martin und die School of Consent die Methode des Wheel of Consent© entwickelt. Die praktischen Übungen helfen, sich besser zu spüren und die Kommunikation mit dem Gegenüber zu üben. Du kannst das Wheel of Consent© in Workshops, mittels Buch oder Videos kennenlernen. Oder einen der Workshops in der Schweiz besuchen.

HINWEIS | Praktische Übungen **Siehe dafür www.bettymartin.ch und www.schoolofconsent.org**

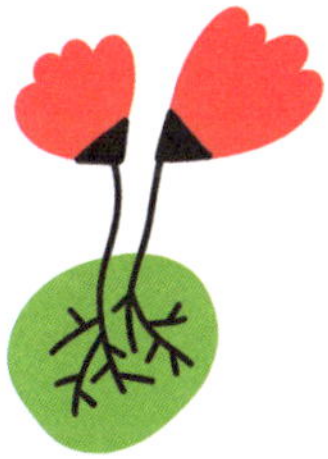

Selbsthilfe und Aktivismus

Sich selbst und sich gegenseitig zu helfen, sich zu organisieren, kann bestärkend und unterstützend wirken. Welche Möglichkeiten haben Betroffene von sexualisierter Gewalt?

Nebst den bereits erwähnten Möglichkeiten seien hier abschliessend noch zwei weitere erwähnt, um aktiv zu werden:

Aktivismus und die Kraft der Wut

Aktivismus und politische Arbeit können eine Strategie sein, um einen Umgang mit der selbst erfahrenen Gewalt zu finden und beispielsweise Wut in Aktion zu verwandeln. Es kann sein, dass du Wut empfindest: Sei es gegenüber der gewaltausübenden Person, gegenüber fehlender Unterstützung, gegenüber Menschen, die nicht reagiert haben. Vielleicht empfindest du auch Hilflosigkeit und es kann hilfreich sein, dieser Hilflosigkeit Wut entgegenzustellen und so in die Aktion zu kommen. Machst du das zusammen mit anderen, dann kann zusätzlich die Kraft des Kollektivs und der gemeinsamen Solidarität unterstützend wirken. Auch in der Schweiz gibt es Gruppen und Einzelpersonen, die aus ihrer eigenen Gewaltbetroffenheit heraus aktiv geworden sind und sich für andere Betroffene und gegen sexualisierte Gewalt einsetzen. So haben beispielsweise Aktivist:innen einen grossen Anteil daran, dass die Sexualstrafrechtsreform durch das Parlament beschlossen wurde. Und auch bei den Fürsorgerischen Zwangsmassnahmen und der sexualisierten Gewalt im Umfeld der Kirchen spielen Betroffene eine wichtige Rolle in der Aufarbeitung. Wir würden sogar sagen, dass alle Verbesserungen beim Thema sexualisierte Gewalt dem Aktivismus und der politischen Arbeit von Betroffenen als Aktivist:innen oder Politiker:innen mit zu verdanken sind. Möchtest du auch aktiv werden? Dann schau in deiner Region oder auf Social Media, wo du dich engagieren magst.

Selbsthilfe unter Betroffenen

Andere Betroffene kennenzulernen, sich auszutauschen und sich gegenseitig zu unterstützen, kann sehr bestärkend und hilfreich sein. Bevor du dich einer Selbsthilfegruppe anschliesst, erkundige dich, über welche Themen und in welcher Detailliertheit darüber gesprochen wird, und ob es verbindliche Regeln über Vertraulichkeit, Offenheit oder Umgang mit Konflikten oder Krisen gibt. Wir empfehlen dir, dies im Voraus mit der Kontaktperson der Gruppe abzuklären. Zum Beispiel: Ist die Vertraulichkeit gewährleistet? Ist es möglich, einander offen eine kritische Rückmeldung zu geben? Welche Themen werden besprochen oder explizit ausgeklammert? Wie wird damit umgegangen, wenn jemand in der Gruppe eine akute Krise hat oder während der Sitzung dissoziiert? Wird Sensibilität bezüglich Diskriminierungsformen thematisiert? Gibt es Ausschlusskriterien?

Im Gegensatz zu einer Opferhilfe-Gesprächsgruppe (siehe Seite 127) werden Selbsthilfegruppen meist abwechselnd von den Teilnehmer:innen moderiert. Damit kann gewährleistet werden, dass alle Perspektiven in der Gruppe ähnlich viel Platz einnehmen und niemand den Lead übernimmt.

Selbsthilfegruppen

- Eine Liste von Selbsthilfegruppen findest du bei www.selbsthilfeschweiz.ch → Selbsthilfegruppe finden → Themenliste → Sexueller Missbrauch.
- Für Betroffene von Fürsorgerischen Zwangsmassnahmen und Fremdplatzierungen gibt es eigene Unterstützungsangebote von Betroffenen für Betroffene: www.caregivers.ch, www.erzählbistro.ch, www.agirdignite.ch.
- Für ehemalige Verdingkinder gibt es ebenfalls Selbsthilfegruppen: www.selbsthilfeschweiz.ch → Selbsthilfegruppe finden → Themenliste → Verdingkinder. Die Treffen sind in der Regel in der jeweiligen Sprache des Kantons.

Ebenso gibt es Gruppen von Betroffenen, die meist informell oder via Social Media organisiert sind und sich online und/oder live treffen. Solltest du bei deiner Suche keine Gruppe ausfindig machen können, kannst du bei der Opferhilfe-Beratungsstelle nachfragen, ob sie Gruppen kennen.

Gewaltausübende Personen in die Verantwortung nehmen

Hast du das Bedürfnis, die gewaltausübende Person anzusprechen? Suchst du andere Wege der Verantwortungsübernahme als die Strafverfolgung?

Viele Betroffene haben das Bedürfnis, mit der gewaltausübenden Person über die Tat zu reden. Das Bedürfnis nach einem Gespräch ist sehr nachvollziehbar. Allerdings legen wir dir nahe, dich sehr gut auf das Gespräch vorzubereiten. Denn das Risiko, dass das Gespräch nicht in deinem Sinn verläuft und du erneut viktimisiert wirst, ist gross. Eine gründliche Auseinandersetzung im Vorfeld kann sich deshalb sehr lohnen.

Wiedergutmachung statt Strafen?

Nicht für alle Betroffene ist die Strafverfolgung zugänglich, nicht alle haben eine Chance auf die Verurteilung der gewaltausübenden Person oder nicht alle Wünsche der Betroffenen können mittels Strafverfolgung erfüllt werden. Was viele Betroffene vor allem wollen, ist, dass die gewaltausübende Person die Verantwortung für sein:ihr Handeln übernimmt und das Verhalten zukünftig ändert. Bei diesem Punkt setzen die alternativen Ansätze der *Restaurativen Gerechtigkeit* und *Transformativen Gerechtigkeit* an: Diese Wiedergutmachungsverfahren können zwischen Einzelpersonen, aber auch unter Einbezug von Gruppen oder auf eine ganze Gesellschaft bezogen eingesetzt werden. Wiedergutmachungsverfahren haben eine lange Geschichte in unterschiedlichen Regionen der Welt und werden von Communities, sozialen Bewegungen, aber inzwischen auch von Seiten des Staates eingesetzt. Betroffene von Gewalt hoffen auch, dass eine solche Wiedergutmachung Teil ihres Verarbeitungsprozesses und ihrer Suche nach Gerechtigkeit sein kann.

Bei Restaurativer Gerechtigkeit und Transformativer Gerechtigkeit stehen die Verantwortungsübernahme und das zukünftige Verhindern von Gewalt im Zentrum. Ziel ist es, die Gewalt und deren Folgen anzuerkennen und eine Wiedergutmachung ernsthaft zu versuchen. Bei der Restaurativen Gerechtigkeit steht die Wiedergutmachung des erlebten Unrechts zwischen der gewaltbetroffenen und der gewaltausübenden Person im Vordergrund. Bei der Transformativen Gerechtigkeit spielt zusätzlich das Kollektiv oder die Gemeinschaft eine wichtige Rolle, indem sie die betroffene Person schützt, parteilich unterstützt und die gewaltausübende Person unterstützt, Verantwortung zu übernehmen, zu lernen und zukünftig keine Gewalt mehr auszuüben. Bei der Transformativen Gerechtigkeit geht es auch darum, nicht nur in diesem einzelnen Fall Gerechtigkeit herzustellen, sondern darüber hinaus eine kollektive und gesellschaftliche Veränderung zu erreichen.

WICHTIG | Voraussetzungen In Fällen von sexualisierter Gewalt stellt sich ganz zentral die Frage: Sind solche Wiedergutmachungsverfahren angemessen? Wird den möglichen Abhängigkeits- und Hierarchieverhältnissen zwischen Betroffenen und Gewaltausübenden genügend Rechnung getragen? Entscheidet sich die betroffene Person auch wirklich freiwillig - oder macht sie es aufgrund von Erwartungen oder Druck des Umfeldes oder aufgrund von Abhängigkeit? Ist die gewaltausübende Person auch wirklich bereit dazu oder spielen andere Motivationen eine Rolle? Diese und andere Faktoren müssen sowohl beim Entscheid wie auch bei einer möglichen Durchführung immer beachtet werden.

Auch in der Schweiz werden diese Konzepte diskutiert, doch es gibt bisher nur sehr vereinzelt Ansätze und Erfahrungen damit. Wir möchten hier auf die sogenannten Offenlegungsgespräche hinweisen und noch eingehender auf das Thema Transformative Gerechtigkeit eingehen.

Eine Wiedergutmachung kann Teil eines Verarbeitungsprozesses und die Suche nach Gerechtigkeit sein.

Offenlegungsgespräche

Ein Angebot, das auf sexualisierte Gewalt spezialisiert ist, sind die sogenannten *Offenlegungsgespräche*, die von einigen Opferhilfe-Beratungsstellen in Zusammenarbeit mit einer auf Gewaltberatung spezialisierten Person durchgeführt werden. Das Schlüsselelement ist dabei die beidseitige Freiwilligkeit. In diesen Offenlegungsgesprächen treffen sich die gewaltbetroffene Person und die gewaltausübende Person unter klaren Voraussetzungen und mit professioneller fachlicher Begleitung. Idee dieser Gespräche ist, dass die gewaltbetroffene Person gegenüber der gewaltausübenden Person ihre Erfahrung und die damit verbundenen Folgen beschreiben und eventuell Forderungen wie eine Anerkennung oder finanzielle Entschädigung stellen kann.

Wie diese Offenlegungsgespräche genau ablaufen und was die Voraussetzungen bei dir wie auch bei der gewaltausübenden Person sind, erfährst du direkt von der Opferhilfe-Beratungsstelle. Grundsätzlich darf kein Abhängigkeitsverhältnis zwischen dir und der gewaltausübenden Person bestehen und aktuell keine Gewalt mehr ausgeübt werden. Hinzu kommt, dass bei noch nicht verjährten Taten die gewaltausübenden Personen wahrscheinlich nicht bereit sein werden für ein solches Gespräch.

HINWEIS | Angebote **Du kannst bei den Opferhilfe-Beratungsstellen auf www.opferhilfe-schweiz.ch nachfragen, wer solche Gespräche anbietet. Das Angebot ist nicht auf allen Websites der entsprechenden Stellen vermerkt.**

Transformative Gerechtigkeit

Transformative Gerechtigkeit ist ein selbstorganisierter Prozess ohne Staat. Dabei wird zum Beispiel mit Gruppen gearbeitet, die sich zum einen um die Sicherheit, Unterstützung und Forderungen der betroffenen Person kümmern, und die zum anderen den Anerkennungs- und Lernprozess der gewaltausübenden Person begleiten. Das alles braucht viel Zeit, Energie, das nötige Wissen, Sensibilisierung und Erfahrung wie auch emotionale Kapazitäten aller Beteiligten. Dies ist bereits eine grosse Hürde dafür, dass Transformative Gerechtigkeit praktisch umgesetzt werden kann. Was zentral ist: Der Schutz und das Wohlergehen der betroffenen Person müssen immer ins Zentrum gestellt und Traumatisierungen und Sekundärviktimisierungen verhindert werden. Zudem bedeutet eine Selbstorganisation nicht, dass keine Unterstützung von (auch staatlich finanzierten) spezialisierten Stellen involviert werden kann - zum Beispiel eine Schutzunterkunft, Opferhilfe-Beratungsstelle oder Gewaltberatung für Gewaltausübende. Mehr dazu findest du zum Beispiel hier:

- Transformative-Gerechtigkeit-Praktizierenden-Netzwerk (TJ Practitioners) www.transformativejustice.eu/de
- RESPONS, «Was tun bei sexualisierter Gewalt - Handbuch für die Transformative Arbeit mit gewaltausübenden Personen» (2018)
- Melanie Brazzell, «Was macht uns wirklich sicher? - Ein Toolkit zu intersektionaler transformativer Gerechtigkeit jenseits von Gefängnis und Polizei» (2018)

Konfrontation und Gespräch mit der gewaltausübenden Person

Vielleicht hast du das Bedürfnis, die gewaltausübende Person in Eigenregie zu konfrontieren. So verständlich dieses Bedürfnis ist, so wichtig ist es uns, dir mit auf den Weg zu geben, dass du diesen Schritt gut abwägen und sorgfältig vorbereiten solltest.

Wir empfehlen dir, dass du der Person im Vornherein kommunizierst, dass es dir um *dich*, um *deine* Bedürfnisse und um *deine* Perspektive geht. Und dass du nicht an einem Gespräch im Sinne eines Austausches interessiert bist, sondern einzig deine Sicht darstellen möchtest, und das Gespräch danach wieder verlassen wirst. Dies tönt für dich womöglich sehr streng, unsere Erfahrung zeigt uns aber, dass sich diese Strenge beziehungsweise Klarheit sehr lohnt, weil du damit die Führung behältst über die Konfrontation und nicht Gefahr läufst, dass sich die Konfrontation in eine Richtung bewegt, in die du nicht willst, die für dich verletzend oder gewaltvoll ist.

WICHTIG | Ausschlusskriterium **Wenn du die gewaltausübende Person angezeigt hast und ihr in einem laufenden Strafverfahren seid oder du vorhast, die Person anzuzeigen, raten wir dir entschieden von einer Konfrontation ab.**

Folgende Fragen können wir dir mitgeben, die du dir vor der Konfrontation überlegen und auch mit einer Vertrauensperson besprechen kannst:

- Warum willst du mit der gewaltausübenden Person reden?
- Was erhoffst du dir von der Konfrontation und wie realistisch sind deine Erwartungen?
- Was wäre für dich anders, nachdem du das Gespräch geführt hast?
- Was wäre, wenn du das Gespräch nie führen würdest? Was riskierst du mit dem Gespräch?
- Was ist das Beste und das Schlimmste, das im oder nach dem Gespräch passieren könnte? Könntest du mit beidem leben?
- An welchem Ort möchtest du die Person konfrontieren?
- Was machst du unmittelbar nach dem Gespräch?
- Welche roten Linien definierst du für die Konfrontation, wann würdest du das Gespräch sofort beenden?

Wir empfehlen dir diese (und weitere mögliche) Fragen mit Vertrauenspersonen und/oder Fachpersonen, wie der:dem Opferhilfe-Berater:in oder Therapeut:in, zu besprechen und vorzubereiten. Solltest du dich für ein Konfrontationsgespräch entscheiden, empfehlen wir dir zudem, eine Begleitperson als (emotionale) Unterstützung mitzunehmen.

HINWEIS | Gutes Beispiel **Thordis Elva, Tom Stranger: «Ich will dir in die Augen sehen. Eine Frau trifft den Mann, der sie vergewaltigt hat», 2017; TED-Talk: «Unsere Geschichte über Vergewaltigung und Versöhnung».**

«Weitere Handlungsmöglichkeiten» in Kürze

Zu dir schauen Welchen Weg auch immer du gehst: Schau, dass es dir gut geht dabei. Du kannst jederzeit das Angebot, die Fachperson oder die Aktivität wechseln.

Über die Psyche gehen Psychotherapie, insbesondere Traumatherapie, kann bei Gewalterfahrung unterstützen. Du kannst ausprobieren, ob dies für dich passt.

Körper nutzen Traumata sitzen im Körper. Deshalb können körperorientierte Methoden eine sinnvolle Ergänzung oder Alternative zu Beratung und Psychotherapie sein.

Red Flags beachten Viele Angebote im Bereich Coaching, Lebenshilfe oder Spiritualität sagen, sie seien auf Trauma spezialisiert. Dies ist nicht einfach einzuschätzen. Achte auf die Professionalität und achte auf Warnzeichen, die auf nicht angemessene und nicht opfergerechte Angebote und Anbieter:innen hinweisen.

Selbst aktiv werden Selbsthilfe mit anderen Betroffenen, zum Beispiel in Selbsthilfegruppen, kann bestärkend und unterstützend sein. Dich für eine gesellschaftliche Veränderung und für andere Betroffene zu engagieren, kann dir helfen, Wut in Aktivismus zu verwandeln und ein solidarisches Miteinander zu erfahren.

Gewaltausübende in die Verantwortung nehmen Bei einem Bedürfnis nach einem Gespräch mit der gewaltausübenden Person überlege dir diesen Schritt gut und suche eventuell vorab Beratung. Offenlegungsgespräche bieten unter strengen Voraussetzungen fachlich begleitete Gespräche. Transformative-Gerechtigkeit-Prozesse sind herausfordernd und brauchen viele Ressourcen.

8

Straf-
verfolgung

Es ist dein Recht, strafrechtlich gegen die gewaltausübende Person vorzugehen. Du bist aber nicht dazu verpflichtet. In diesem Kapitel geben wir dir einen Überblick über die strafrechtliche Verfolgung.

Strafverfahren: die Entscheidung treffen

Wir leben in einer Gesellschaft, in der der Strafverfolgung eine grosse Wichtigkeit beigemessen wird. Womöglich verspürst auch du einen Druck, dass du Anzeige erstatten solltest. Umso wichtiger ist es, dass du dir genügend Zeit für diese Entscheidung nimmst und deine Bedürfnisse im Blick behältst.

Es ist deine höchstpersönliche Entscheidung, ob du Anzeige erstattest oder nicht. Unser Anliegen ist es, dich bestmöglich in dieser Entscheidungsfindung zu unterstützen und dir alle wichtigen Informationen bezüglich Strafverfahren mitzugeben, damit du die Entscheidung informiert und selbstbestimmt treffen kannst. Wir empfehlen dir, diesen Entscheid nicht überstürzt und mit Unterstützung einer Opferhilfe-Beratungsstelle zu fällen.

Für und wider eine Anzeige

Die Motivation für oder gegen eine Anzeige kann sehr verschieden sein. Wichtig ist, dass du dir bewusst bist, wie ein Strafverfahren verlaufen kann und dass der Ausgang des Verfahrens immer ungewiss ist. Idealerweise triffst du deine Entscheidung für oder gegen eine Anzeige im Bewusstsein, dass stets das Risiko besteht, dass das Verfahren eingestellt, also nicht weitergeführt oder dass die gewaltausübende Person freigesprochen wird.

Grundsätzlich empfehlen wir, dass du den Weg des Strafverfahrens nicht allein einschlägst. Hast du Menschen in deinem Umfeld, die dich auf deinem Weg unterstützen? Mit denen du über das Strafverfahren reden kannst? Falls du in einer Therapie bist, ist es sicherlich sinnvoll, wenn du das Thema Strafverfahren auch mit deiner therapeutischen Fachperson besprichst.

Fragen, die bei der Entscheidungsfindung helfen können:

- Was sind deine Gedanken, wenn du an ein mögliches Strafverfahren denkst?
- Was erwartest du von einem Strafverfahren? Was erhoffst du dir?
- Was hält dich im Moment von einer Anzeige ab? Welche Befürchtungen hast du?
- Was würde es mit dir machen, wenn das Verfahren eingestellt würde (zum Beispiel mangels Beweisen, wegen einer Aussage-gegen-Aussage-Konstellation oder aus anderen Gründen)?
- Was würde es mit dir machen, wenn es zu einem Freispruch käme?
- Würdest du die Anzeige auch erstatten, wenn du jetzt schon wüsstest, dass das Verfahren später eingestellt wird oder es einen Freispruch gäbe? Wieso nicht? Oder: Wieso schon?
- Welche Auswirkungen könnte es auf dich haben, wenn deine Erwartungen an das Strafverfahren nicht erfüllt werden?
- Hast du Menschen in deinem Umfeld, die dich während des Strafverfahrens unterstützen?
- Falls du aktuell in Therapie bist: Was sagt dein:e Therapeut:in zu der Frage der Anzeige?

Du kannst dir Zeit lassen mit deiner Entscheidung. Für mehr Klarheit in Sachen Zeitrahmen informierst du dich am besten als Erstes über die Strafantrags- und Verjährungsfristen (siehe QR Code). Wenn du dir ein Gedankenprotokoll machst (siehe Seite 108), nimmt es dir womöglich auch den Druck, schnell handeln zu müssen, aus Angst, dass die Erinnerungen verblassen könnten.

Download
Verjährungsfristen

HINWEIS | Anzeige gegen unbekannt **Eine Anzeige kann auch gegen eine unbekannte Täterschaft erstattet werden. Es ist die Aufgabe der Strafverfolgungsbehörden, die Täterschaft zu ermitteln.**

Hast du Angst um deine Sicherheit?

Befürchtest du, dass die gewaltausübende Person dir gegenüber erneut gewalttätig werden würde, wenn du sie anzeigst? Nimm diese Angst unbedingt ernst und besprich deine Befürchtungen mit der:dem Anwält:in oder Opferhilfe-Beratungsstelle. Häufig ist ein laufendes Strafverfahren ein Schutz für die betroffene Person, weil die gewaltausübende Person dazu angehalten wird, keinen Kontakt zu der betroffenen Person aufzunehmen. Sollte die Person sich dem widersetzen und trotzdem Kontakt suchen, ist es wichtig, dies immer sofort der zuständigen Polizei oder Staatsanwaltschaft und Anwält:in zu melden. Zusätzlich gibt es juristische Möglichkeiten, diese Kontaktaufnahme zu untersagen: Gestützt auf das Zivilrecht (Art. 28b ZGB) können zum Schutz vor Gewalt, Drohungen und Nachstellungen (Stalking) sogenannte Kontakt- und Rayonverbote verhängt werden. Diese müssen (von der:dem Anwält:in) beantragt und vom Gericht entschieden werden (siehe Seite 118).

Eine weitere Möglichkeit, das Sicherheitsrisiko zu minimieren, besteht darin, dafür zu sorgen, dass die gewaltausübende Person deine (je nachdem neue) Adresse nicht erhält (siehe Seite 199).

Ist es deine Verantwortung, Anzeige zu erstatten?

Gerade bei sexualisierten Gewalttaten kommt es häufig vor, dass eine betroffene Person aus ihrem Umfeld vermittelt bekommt, dass sie Anzeige erstatten muss, damit weitere Taten der gewaltausübenden Person verhindert werden können. Dazu möchten wir dir Folgendes sagen: Allein die gewaltausübende Person ist für die Verhinderung von zukünftigen Taten verantwortlich. Es ist nicht deine Verantwortung, durch ein Strafverfahren (das weitere Taten nicht in jedem Fall verhindern kann und womöglich gar nicht in einer Verurteilung dieser Person endet) Taten zu verhindern. Die Gewalt, die dieser Mensch ausübt, kann nur enden, wenn dieser sich entscheidet, keine Gewalt mehr auszuüben.

Deine Verantwortung ist es einzig und allein, für *dich* selbst zu sorgen und für *dich* zu entscheiden, welcher Weg für *dich* der beste ist.

Deine Chancen im Strafverfahren

Wie gross ist die Wahrscheinlichkeit, dass die Tatperson verurteilt wird? Wie gross ist das Risiko, dass das Verfahren mangels Beweisen eingestellt wird und gar nicht vor Gericht kommt? Am besten stellst du diese Fragen eine:r Anwält:in. Sie:er wird dir vielleicht eine vorsichtige Einschätzung geben können. Gleichzeitig spielen so viele Faktoren eine Rolle, dass es oft schwierig ist, hier eine einigermassen belastbare Aussage zu machen. Ein Blick in die vorhandenen Daten ist leider ernüchternd: Gemäss den Verurteilungsstatistiken wird nicht ganz ein Viertel der Tatpersonen, die wegen sexueller Nötigung oder Vergewaltigung angezeigt wurden, verurteilt - wobei es grosse kantonale Unterschiede gibt. Zahlen zu anderen Straftatbeständen des Sexualstrafrechts oder zu den Verfahrenseinstellungen gibt es in der Schweiz nicht. Mit dieser Zahl wollen wir dich auf keinen Fall entmutigen - jedoch ist es uns wichtig, dass du eine realistische Vorstellung davon hast, was auf dich zukommen könnte.

Letztlich ist es aber für alle Betroffenen sehr unterschiedlich, was sie als «Erfolg» des Strafverfahrens werten. Selbstverständlich wünschen sich alle Gerechtigkeit in Form einer Verurteilung der gewaltausübenden Person. Es gibt aber auch Betroffene, die trotz Verfahrenseinstellung bestärkt aus dem Strafverfahren gehen, weil es ihnen wichtig war, für sich einzustehen und die Tatperson anzuzeigen. Ebenso bestärkt sie das Wissen, dass die Tatperson für das, was sie getan hat, im Rahmen der polizeilichen und staatsanwaltlichen Einvernahmen geradestehen musste und in gewisser Weise in die Verantwortung genommen wurde. Häufig ist aber eine Verfahrenseinstellung oder ein Freispruch ein grosser Rückschlag und sehr schmerzvoll für die betroffene Person.

Straftatbestände im Sexualstrafrecht

Die Straftaten rund um sexualisierte Gewalt sind im Strafgesetz geregelt. Welche Straftaten gibt es? Und was bedeuten diese?

Im Schweizerischen Strafgesetzbuch (StGB) sind im Kapitel «Strafbare Handlungen gegen die sexuelle Integrität» Gewalttaten aufgeführt, die sexualisierte Gewalt betreffen. Die einzelnen Delikte werden *Straftatbestände* genannt und haben unterschiedliche Definitionen. Eine Gewalttat kann mehrere Straftatbestände betreffen.

Im StGB wird grundsätzlich zwischen *Antragsdelikten* und *Offizialdelikten* unterschieden. Antragsdelikte sind Delikte, die als weniger schwerwiegend definiert werden, Offizialdelikte diejenigen, die als schwerwiegend(er) gelten. Diese juristischen Kategorisierungen und Hierarchisierungen der Delikte entsprechen womöglich nicht deinem Empfinden über die Schwere der erfahrenen Gewalt. Verschiedene Beispiele dazu, welche Formen sexualisierte Gewalt haben kann, findest du im Kapitel 1 auf Seite 25. Wie die einzelnen Straftatbestände definiert werden, kannst du unter diesem QR-Code einsehen.

Download Straftatbestände

Antragsdelikte im Sexualstrafrecht

Die Straftatbestände *Sexuelle Belästigungen* (Art. 198) und *Exhibitionismus* (Art. 194) sind Antragsdelikte und werden nur *auf Antrag* verfolgt. Das bedeutet, die betroffene Person muss die Tat selber zur Anzeige bringen. Unbefugtes Weiterleiten von nicht öffentlichen sexuellen Inhalten («Rachepornografie», Art. 197a) kann sowohl ein Antragsdelikt (Abs. 1) als auch ein Offizialdelikt (Abs. 2) sein.

Revision des Sexualstrafrechts

Im Juni 2023 hat das Parlament die Revision des Sexualstrafrechts entschieden. Das neue Sexualstrafrecht Ist am 1. Juli 2024 in Kraft getreten.

Welche Änderungen hat es gegeben?

- Drohung oder Ausübung von Gewalt sind nicht mehr Voraussetzungen, damit eine Tat rechtlich als *sexuelle Nötigung* oder *Vergewaltigung* eingeordnet wird.
- Es können alle Menschen unabhängig von ihrem Geschlecht und Körper, Opfer einer *Vergewaltigung* werden.
- Der Straftatbestand *sexuelle Belästigungen* wurde ergänzt um sexuelle Belästigung durch Schrift und Bild.
- Sexualisierte Gewalt im Gesundheitsbereich kann neu eigenständig bestraft werden.

Neu: verpflichtende Lernprogramme für Gewaltausübende
Zusätzlich gilt ab dem 1. Juli 2024, dass die Strafverfolgungsbehörde die gewaltausübende Person im Falle einer Verurteilung für ein Sexualdelikt zum Besuch eines Lernprogramms verpflichten kann.
Bei sexueller Belästigung wird das Verfahren eingestellt, wenn die gewaltausübende Person das angeordnete Lernprogramm absolviert hat.

Welches Recht gilt für dich?
Grundsätzlich kommt immer das Recht zur Anwendung, das zum Zeitpunkt der (letzten) Tat gültig war. Wenn du vor dem 1. Juli 2024 sexualisierte Gewalt erfahren hast, gilt das alte Gesetz.

Strafantragsfristen bei Antragsdelikten

Antragsdelikte müssen innert einer Frist von 3 Monaten zur Anzeige gebracht werden. Diese Dreimonatsfrist nennt man *Strafantragsfrist*. Sie läuft entweder ab der (letzten) Tathandlung, oder ab dem Moment, ab dem die Tatperson bekannt ist (falls sie vorher unbekannt war). Der Strafantrag bedeutet, dass die betroffene Person erklärt, die Bestrafung der Tatperson zu verlangen. Damit wird das Strafverfahren in Gang gesetzt.

Melderechte und Meldepflichten

Als Privatperson ist man in der Schweiz nicht dazu verpflichtet, Straftaten anzuzeigen oder zu melden. Amtspersonen und Personen, die beruflich mit Kindern und schutzbedürftigen Erwachsenen zu tun haben, haben in diesen Funktionen in gewissen Fällen das Recht oder die Pflicht, eine Meldung an die KESB zu machen (siehe Seite 119).

Hinweis: Eine Übersicht zu den aktuellsten Regelungen und den kantonalen Vorschriften findest du bei der Konferenz für Kindes- und Erwachsenenschutz (KOKES) unter www.kokes.ch → Dokumentation → Melderechte und Meldepflichten an die KESB

Offizialdelikte im Sexualstrafrecht

Offizialdelikte sind diejenigen Delikte, die im Gesetz als so schwerwiegend definiert wurden, dass die Strafbehörden verpflichtet sind, die Straftaten zu verfolgen, sobald sie davon wissen - auch wenn die betroffene Person das nicht will. Offizialdelikte können von allen Menschen, die davon Kenntnis haben, zur Anzeige gebracht werden. Bei Offizialdelikten kann die Anzeige, anders als bei den Antragsdelikten, *nicht* zurückgezogen werden.

Offizialdelikte sind Vergewaltigung (Art. 190 StGB), Sexueller Übergriff und sexuelle Nötigung (Art. 189 StGB), Missbrauch einer urteilsunfähigen oder zum Widerstand unfähigen Person (Art. 191 StGB), Sexuelle Handlungen mit Kindern (Art. 187 StGB), Sexuelle Handlungen mit Abhängigen (Art. 188 StGB), Ausnützung einer Notlage oder Abhängigkeit (Art. 193 StGB), Täuschung über den sexuellen Charakter einer Handlung (Art. 193a StGB), Förderung der Prostitution (Art. 195 StGB), Sexuelle Handlungen mit Minderjährigen gegen Entgelt (Art. 196 StGB), Pornografie (Art. 197 StGB), Unbefugtes Weiterleiten von nicht öffentlichen sexuellen Inhalten (Art. 197a Abs. 2 StGB).

Zusätzliche Straftatbestände

Bei der juristischen Einordnung von sexualisierter Gewalt können auch weitere Straftatbestände, die nicht zum Sexualstrafrecht gehören, tangiert sein. So zum Beispiel einfache Körperverletzung (Art. 123 StGB), schwere Körperverletzung (Art. 122 StGB), Drohung (Art. 180 StGB), Nötigung (Art. 181 StGB), Missbrauch einer Fernmeldeanlage (Art. 179septies StGB) und weitere. Ein:e Anwält:in kann dir darüber Auskunft geben, welche Straftatbestände bei dir in Frage kommen.

HINWEIS | Strafgesetzbuch online **Das Strafgesetzbuch ist online abrufbar unter www.fedlex.admin.ch → Schweizerisches Strafgesetzbuch**

Verjährungsfristen

Die allermeisten Straftaten können nicht dauerhaft verfolgt werden, sondern verjähren. Eine Verjährung bedeutet, dass keine strafrechtliche Verfolgung mehr möglich ist. Eine Ausnahme sind sexuelle Handlungen an Kindern unter 12 Jahren. Diese verjähren seit Annahme der Unverjährbarkeitsinitiative Ende 2008 nicht mehr. Die Dauer der Verjährung hängt immer vom Strafmass ab. Grundsätzlich gilt: Je schwerwiegender eine Tat ist, desto länger kann sie verfolgt werden. Die meisten als schwerwiegend eingestuften sexualisierten Gewalttaten (beispielsweise Vergewaltigung oder sexueller Übergriff) verjähren nach 10 bis 15 Jahren.

Download Verjährungsfristen

Sexualisierte Gewalttaten ohne eigenen Straftatbestand

Es gibt Formen von sexualisierter Gewalt, die (noch) nicht durch das Sexualstrafrecht abgedeckt sind oder keinen eigenen Straftatbestand haben:

- **Stalking** (wiederholtes Belästigen und Verfolgen einer Person): Ein eigener Straftatbestand wird zum Zeitpunkt der Erstpublikation dieses Buches (Herbst 2024) durch das Parlament erarbeitet. Bis ein solcher in Kraft tritt, sind einzelne Stalking-Handlungen durch andere Straftatbestände wie zum Beispiel sexuelle Belästigung, Missbrauch einer Fernmeldeanlage (Art. 179septies StGB) oder Nötigung (Art. 181 StGB) abgedeckt, doch die Strafverfolgung kann sich schwieriger gestalten.

- **Sextortion** (Erpressen mit heimlich aufgenommenem Bild- oder Videomaterial): Sextortion kennt keinen eigenen Straftatbestand, sondern ist über die Straftatbestände der Erpressung (Art. 156 StGB), Verleumdung (Art. 174 StGB), Verletzung des Geheimnis- oder Privatbereichs durch Aufnahmegeräte (Art. 197^{quater} StGB) und Pornografie (Art. 197 StGB) abgedeckt.
- **(Cyber-)Grooming** (Aufbau einer emotionalen Verbundenheit mit einem Kind): Auch (Cyber-)Grooming kennt keinen eigenen Straftatbestand. Hier können die Artikel zu sexuellen Handlungen mit Kindern (Art. 187 StGB), Pornografie (Art. 197 StGB) oder Belästigung (Art. 198 StGB) zum Zuge kommen. Auch der Versuch einer Tat ist gemäss Art. 22 StGB strafbar.
- **Stealthing** (gegen den Willen der anderen Person kein Kondom verwenden): Das Bundesgericht hat bestätigt, dass Stealthing eine Verletzung der sexuellen Integrität darstellt. Voraussichtlich wird Stealthing unter den Straftatbestand der Vergewaltigung (Art. 190 StGB) fallen. Dies muss aber noch abschliessend juristisch geklärt werden.

Jugendstrafrecht

Wenn die Person, die du anzeigst, zum Zeitpunkt der Tat unter 18 Jahren und damit minderjährig ist, kommt das Jugendstrafgesetzbuch (JStG) und die Jugendstrafprozessordnung (JStPO) zur Anwendung. In der Schweiz können Kinder grundsätzlich ab dem Alter von 10 Jahren strafrechtlich in die Verantwortung genommen werden. Der wesentlichste Unterschied zum Erwachsenenstrafrecht und dessen Strafprozessordnung besteht darin, dass das Ziel im Jugendstrafrecht nicht die Bestrafung für das begangene Unrecht, sondern die Verhinderung einer erneuten Straftat durch die jugendliche Person ist. Es gibt zwar auch im Jugendstrafrecht «Strafen», doch häufig werden dazu auch Schutzmassnahmen ausgesprochen, beispielsweise eine ambulante Therapie oder eine Unterstützung der Eltern in der Erziehung. Haftstrafen werden erst verhängt, wenn es sich um schwere Taten handelt und die Person mindestens 15 Jahre alt ist. Auch der Ablauf eines Strafverfahrens ist anders als bei erwachsenen Tatpersonen.

Militärjustiz

Falls du im Rahmen des Militärdienstes sexualisierte Gewalt erfahren hast oder die gewaltausübende Person während ihres Militärdienstes sexualisierte Gewalt ausgeübt hat, fällt die Tat in der Regel unter das Militärstrafrecht. Dann ist die Militärjustiz für den Fall zuständig. Die Tat kann der Militärpolizei, über die Vorgesetzten, bei einer internen Vertrauensstelle oder der zivilen Polizei gemeldet werden. Sobald die Militärjustiz Kenntnis von einem Vorfall hat, führt sie eine Strafuntersuchung durch. Der beschuldigten Person drohen bei einer Verurteilung grundsätzlich dieselben Konsequenzen wie bei einer zivilen Strafverfolgung. Als Opfer kannst du vielseitige Unterstützungsangebote in Anspruch nehmen und es wird dir für das Verfahren unentgeltlich ein:e spezialisierte:r Anwält:in zur Seite gestellt. Kontakte zu Militär-internen Anlaufstellen findest du im Anhang.

Strafverfahren: Was du wissen solltest

Was muss ich wissen, damit ich eine abgewogene Entscheidung für oder gegen eine Anzeige treffen kann? Wir möchten dir hier Informationen mitgeben, die dir bei dieser Entscheidung helfen können.

Ein Strafverfahren kann sehr belastend sein. Vieles, was auf uns zukommt, ist ungewiss: Wir wissen nicht, wie es sein wird, mit fremden Menschen detailliert über die Tat(en) zu reden und wie oft wir das tun müssen. Wir können uns leider nicht darauf verlassen, dass alle involvierten Fachpersonen traumasensibel und diskriminierungssensibel arbeiten. Wir wissen nicht, wie lange das Strafverfahren dauern wird, was es in der gewaltausübenden Person auslösen wird, wie sich das wiederum auf uns auswirkt oder wie der Ausgang des Verfahrens sein wird. In einem Strafverfahren zu stecken, ist alles andere als alltäglich und für die meisten von uns etwas Neues, Unbekanntes und dadurch auch etwas, wovor du womöglich grossen Respekt hast. Wir möchten in diesem Kapitel Informationen mitgeben, die dir hoffentlich mehr Sicherheit geben in deiner Entscheidung für oder gegen ein Strafverfahren.

Je besser du über das Strafverfahren informiert bist, desto besser kannst du dich entscheiden.

Wir werden im Folgenden von *Tatperson* oder *gewaltausübender Person* und nicht von Beschuldigtem oder beschuldigter Person reden. Dies mag juristisch nicht ganz korrekt sein, da eine Person als unschuldig gilt, bis ihre Schuld bewiesen wurde. Doch wir schreiben aus der Betroffenenperspektive und möchten mit dieser Bezeichnung unmissverständlich klar machen, dass wir hinter dir stehen und dir glauben.

Anwaltliche Begleitung

Für die Begleitung im Strafverfahren empfehlen wir dir, dir eine:n spezialisierte:n Anwält:in zu suchen. Einerseits kannst du dich bereits bevor du Anzeige erstattest, beraten lassen, deine Unsicherheiten bezüglich eines möglichen Strafverfahrens ansprechen und deine Fragen klären. Die Opferhilfe übernimmt die Kosten für eine solche Erstberatung (siehe Seite 137), unabhängig davon, ob du Anzeige erstattest oder nicht.

Andererseits ist ein:e Anwält:in nicht nur Expert:in für die Strafverfolgung und dafür da, dich und deine Rechte zu schützen und einzufordern: Sie:er ist meist auch eine wichtige Vertrauensperson. Sie:er kann dich beraten, wann welche juristischen Schritte sinnvoll sind, dich auf dem Laufenden halten bezüglich des Standes des Strafverfahrens und dir auch deine juristischen Fragen beantworten. Zudem ist die:der Anwält:in auch bei den Einvernahmen mit dabei (spätestens ab der zweiten).

HINWEIS | Opferanwält:innen **Die Opferhilfe-Beratungsstellen können dir erfahrene Anwält:innen vermitteln: www.opferhilfe-schweiz.ch.**

Privatklägerschaft

Ein Strafverfahren ist eine Auseinandersetzung zwischen dem Staat und der Person, die du anzeigst. Wenn du nichts unternimmst, dann bist du zwar als Zeug:in sehr wichtig, beteiligst dich aber ansonsten nicht am Verfahren. Wenn du dich beteiligen möchtest, musst du das ausdrücklich gegenüber den Strafverfolgungsbehörden erklären. Das nennt sich *Konstituierung als Privatklägerschaft*. Dies musst du spätestens bis vor Abschluss des Vorverfahrens machen. Wenn du als Angehörige:r der betroffenen Person im Strafverfahren bist, hast du ebenfalls die Möglichkeit, dich als Privatkläger:in zu konstituieren. Als Privatkläger:in bist du nebst der Staatsanwaltschaft eine Partei im Strafverfahren mit eigenen Rechten und auch Pflichten. Diese Rechte und Pflichten sind in der Strafprozessordnung geregelt (siehe Kasten zur Strafprozessordnung, Seite 188).

Deine Rechte im Strafverfahren: Strafprozessordnung

Die Schweizerische Strafprozessordnung (StPO) trat 2011 in Kraft und garantiert im Wesentlichen, dass schweizweit ein einheitliches Strafverfolgungsmodell angewendet wird und die im Strafprozess involvierten Personen dieselben Rechte und Pflichten haben. Die wichtigsten Opferrechte erläutern wir dir hier, eine Übersicht aller Opferrechte findest du online in der StPO www.fedlex.admin.ch → Schweizerische Strafprozessordnung. Die Opferrechte gelten für alle Phasen des Strafverfahrens.

Informationsrechte

Du hast das Recht, ...

- über deine Rechte im Strafverfahren, die Opferhilfeleistungen und die Opferberatungen informiert zu werden.
- auf Akteneinsicht.
- den Entscheid oder den Strafbefehl zu erhalten.
- zu erfahren, ob die Tatperson in Untersuchungshaft muss und wann sie wieder entlassen wird.
- über den Zeitpunkt des Vollzugs einer allfälligen (Haft-)Strafe orientiert zu werden, ebenso wie über die Entlassung aus der Haftstrafe.

Schutzrechte

Du hast das Recht, ...

- dich durch eine Vertrauensperson zu den Einvernahmen bei der Polizei, der Staatsanwaltschaft oder des Gerichts begleiten zu lassen (mehr dazu unter «Begleitperson», Seite 201).
- zu beantragen, dass du keine Gegenüberstellung mit der Tatperson möchtest. Das bedeutet, dass die Tatperson bei deiner Einvernahme nicht im gleichen Raum anwesend sein darf, sondern die Einvernahme via Video und/oder Audio verfolgen

Du kannst auf die Privatklägerschaft auch ganz verzichten. Wichtig ist, dass du dir bewusst bist, dass dieser Verzicht endgültig ist und nicht rückgängig gemacht werden kann. Damit verzichtest du auf Rechte, aber auch auf Pflichten im Strafverfahren.

Privatklägerschaft ja/nein?

Normalerweise erhältst du bei der ersten Einvernahme ein Formular, auf dem du angeben musst, ob du dich als Privatkläger:in konstituierst. Nimm

kann, wenn sie das möchte. Diese sogenannte Konfrontationsvermeidung muss gutgeheissen werden.
- Aussagen zu Fragen, die deine Intimsphäre betreffen, zu verweigern.
- gemäss Art. 153 StPO, von einer Person desselben Geschlechts vernommen zu werden. Trans und nicht binären Menschen möchten wir mitgeben, reinzuspüren, was für sie diesbezüglich stimmt und dies entsprechend einzufordern. Je nach Verfügbarkeit von entsprechenden Personen, kann das allenfalls dazu führen, dass die Einvernahme auf einen späteren Zeitpunkt verschoben werden muss.

Beteiligungsrechte
Du hast das Recht, …
- Schadenersatz und Genugtuung von der Tatperson zu fordern, die sie, im Falle einer Verurteilung, zahlen muss.
- sowohl Entscheide während des Verfahrens wie auch den Strafentscheid, also das Urteil, anzufechten.

Besondere Rechte für minderjährige Opfer
Falls du während des Verfahrens minderjährig bist, gelten für dich zusätzlich besondere Rechte, die dich aufgrund deines Alters zusätzlich schützen sollen. Du hast das Recht, zu verlangen, dass die Tatperson von der Einvernahme ausgeschlossen wird, also auch nicht in einem anderen Raum anwesend sein darf (dies gilt seit Juli 2024). In der Regel solltest du maximal zweimal einvernommen werden (in der Regel einmal durch die Polizei, einmal durch die Staatsanwaltschaft). Deine Einvernahmen werden auf Video aufgezeichnet und dürfen nur von Personen durchgeführt werden, die speziell dafür ausgebildet sind, mit Kindern und Jugendlichen zu reden.

das Formular mit nach Hause und besprich dich mit deiner:m Anwält:in oder Operhilfe-Berater:in.

Für die Privatklägerschaft spricht, dass du am Strafverfahren teilhast und aktiv mitbestimmen kannst. Du hast dann insbesondere das Recht auf den Beizug einer:s Anwält:in, auf Akteneinsicht und gegen mögliche Verfügungen Beschwerde zu erheben. Hinzu kommt das Recht auf eine Genugtuungs- und Schadenersatzforderung (siehe Seite 211).

Unentgeltliche Rechtspflege

Nebst der Kostenübernahme durch die Opferhilfe gibt es die Möglichkeit der *unentgeltlichen Rechtspflege*. Diese steht, für den Fall, dass das Verfahren «nicht aussichtslos erscheint», jenen Menschen zur Verfügung, die «nicht über die erforderlichen Mittel verfügen» (StPO Art. 136–138). Ein:e Anwält:in wird dich im Erstgespräch darüber informieren, ob für dich die unentgeltliche Rechtspflege in Frage kommt. Falls dies der Fall ist, wird die:der Anwält:in diese für dich unter Offenlegung der finanziellen Situation beim zuständigen Gericht beantragen. Wird die unentgeltliche Rechtspflege gewährt, übernimmt der Staat die Anwält:innen- und Gerichtskosten. Da dies erst ab Einreichung des Gesuchs und nicht rückwirkend gemacht wird, empfiehlt es sich, das Gesuch rechtzeitig zu stellen.

Für den Verzicht auf die Privatklägerschaft spricht, dass du nicht aktiv am Strafverfahren teilhaben *musst*. Das heisst konkret, dass du die gleiche Rolle einnimmst, wie weitere Auskunftspersonen oder Zeug:innen im Strafverfahren: Du wirst einvernommen, hast darüber hinaus keine Rechte, aber auch keine Pflichten. Du wirst nicht über den weiteren Verlauf des Strafverfahrens informiert und du kannst keine Forderungen stellen. Wenn es dir wichtig ist, die gewaltausübende Person anzuzeigen, du aber darüber hinaus nicht die Kraft, die Zeit oder das Interesse hast, dich am Strafverfahren zu beteiligen, dann ist der Verzicht auf die Privatklägerschaft womöglich eine gute Option für dich.

Die Entscheidung für die Privatklägerschaft kann jederzeit rückgängig gemacht werden, die Entscheidung dagegen ist allerdings endgültig.

Kosten eines Strafverfahrens und unentgeltliche Rechtspflege

Ein Strafverfahren ist für dich als betroffene Person bis zum erstinstanzlichen Urteil grundsätzlich kostenlos. Wie im Kapitel «Finanzielle Leistungen durch die Opferhilfe» auf Seite 137 ausgeführt, werden die Kosten für deine:n Anwält:in für das erstinstanzliche Verfahren von der Opferhilfe übernommen. Ziehst du ein Verfahren aber weiter an das Obergericht (auch Kantonsgericht genannt) oder dann noch weiter ans Bundesgericht, ist die Kostenübernahme nicht mehr garantiert. Bei einem Weiterzug ist es sehr wichtig, dass du das Kostenrisiko mit deiner:m Anwält:in besprichst.

HINWEIS | Keine Rückerstattungspflicht **Seit dem 1. Januar 2024 musst du als betroffene Person wie auch als Angehörige:r die Kosten der unentgeltlichen Rechtspflege auch dann nicht zurückerstatten, wenn du später in besseren finanziellen Verhältnissen lebst.**

Dauer eines Strafverfahrens

Wie lange ein Strafverfahren dauert, hängt von vielen Faktoren ab: Ist die Tatperson bekannt? Bist du die:der Erste, die:der die Person anzeigt oder laufen schon weitere Verfahren? Handelt es sich um ein Antragsdelikt oder ein Offizialdelikt? Geht es um eine einmalige Gewalttat oder um Taten, die über einen längeren Zeitraum ausgeübt wurden? Wie viele Beweismittel gibt es? Ist die Tatperson geständig oder streitet sie die Tat ab? Besteht Flucht- oder Verdunkelungsgefahr? Und schliesslich auch: Wie viele laufende Fälle kann die Staatsanwaltschaft bewältigen?

Es ist also nicht möglich, die Dauer einzuschätzen. Vielleicht hilft dir aber noch diese Angabe: Die Schweizer Soziologin Marylène Lieber hat alle Fälle von Vergewaltigung und sexueller Nötigung der letzten Jahre in Genf untersucht und kam zum Schluss, dass die Verfahren, die schliesslich vor Gericht verhandelt wurden, im Durchschnitt eineinhalb Jahre dauerten. Dabei reichte die Spannweite von einem Monat (in einem Fall, in dem die Anzeige zurückgezogen wurde) bis zu über vier Jahren. Wichtig ist, dass du dir bewusst bist, dass ein Strafverfahren dich wahrscheinlich eine längere Zeit begleiten wird. Das bedeutet nicht, dass du regelmässig aktiv involviert bist, sondern womöglich auch mal monatelang nichts von den Strafverfolgungsbehörden hören wirst. Dies kann belastend sein und dir auch das Gefühl geben, nicht abschliessen oder nicht vorwärts schauen zu können.

Anzeige zurückziehen

Handelt es sich bei der Straftat um ein Antragsdelikt, kannst du die Anzeige zurückziehen, solange das Urteil noch nicht verkündet ist. Wir empfehlen dir, den Entscheid über einen möglichen Rückzug mit deine:r

Anwält:in und/oder Opferberater:in zu besprechen. Bedenke dabei, dass ein Rückzug nicht rückgängig gemacht werden kann. Ist die Straftat ein Offizialdelikt, kannst du die Anzeige nicht zurückziehen.

Beweise

Womöglich hast du das Gefühl, ein Strafverfahren wäre sowieso chancenlos, da du keine Beweise hast, da es Aussage gegen Aussage sein wird? Dazu möchten wir dir zwei Gedanken mit auf den Weg geben: Ein *Beweismittel* (wie Beweise im Rahmen des Strafverfahrens heissen) hast du immer: deine Aussagen. Sie sind das wichtigste und wertvollste Beweismittel. Hinzu kommt, dass du vielleicht doch auch noch weitere Beweismittel hast, an die du noch nicht gedacht hast? Beweismittel können die ersten Nachrichten sein, in denen du über die sexualisierte Gewalt berichtest, aber auch Tagebucheinträge, Zeug:innen, die nach der Gewalt mit dir gesprochen oder Zeit verbracht haben oder Berichte von Fachpersonen wie Ärzt:innen (zu rechtsmedizinischer Spurensicherung siehe Seite 109), Therapeut:innen oder auch Lehrpersonen.

Was in deinem Verfahren als Beweismittel gilt, wird die Staatsanwaltschaft entscheiden. Hinweise von dir via Anwält:in können dabei sehr wertvoll sein.

Zeug:in und Aufkunftsperson

In einem Strafverfahren können *Zeug:innen* befragt werden, ihre Aussage ist auch ein Beweismittel im Strafverfahren. Ob dies gemacht wird, liegt in der Entscheidungsmacht der Staatsanwaltschaft. Du hast aber die Möglichkeit, Personen vorzuschlagen. Meist wirst du in der ersten Einvernahme auch gefragt, ob Personen zur Aufklärung der Straftat beitragen könnten. Zeug:innen müssen älter als 15 Jahre alt und urteilsfähig sein. Sie müssen die Tat gesehen, gehört oder in anderer Weise wahrgenommen haben. Wird eine Person als Zeug:in aufgeboten, ist sie grundsätzlich verpflichtet, auszusagen. Unter bestimmten Umständen darf die Aussage verweigert werden. Über diese Zeugnisverweigerungsgründe wird die:der Zeug:in zu Beginn der Einvernahme

Den wichtigsten Beweis kann dir niemand nehmen: deine Aussage.

informiert. Eine *Auskunftsperson* hingegen kann eine Befragung ablehnen. Auskunftspersonen können Personen sein, die, weil sie noch im Kindesalter oder eingeschränkt urteilsfähig sind, keine Zeug:innen sein können, aber auch jene Personen, die an der Tat mitbeteiligt oder mitbeschuldigt sind. Manchmal wird eine Person von der Polizei vorerst als Auskunftsperson befragt, wird aber später Zeug:in. Bist du als Betroffene:r Privatkläger:in, bist du in der Regel eine Auskunftsperson und bist verpflichtet, im Gegensatz zu anderen Auskunftspersonen, auszusagen.

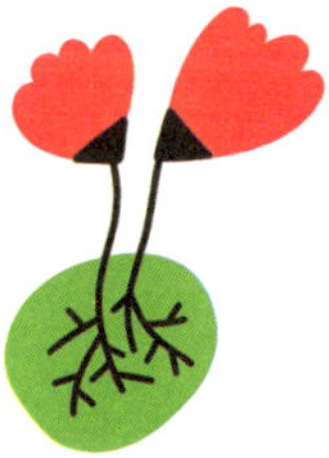

Strafverfahren: von der Anzeige bis zur Gerichtsverhandlung

Ein Strafverfahren lässt sich in verschiedene Phasen unterteilen: das Vorverfahren, das Hauptverfahren und das Rechtsmittelverfahren. Je besser du Bescheid weisst, was dich erwarten kann, desto informierter wirst du die Entscheidung für oder gegen ein Verfahren treffen.

Dabei musst du wissen, dass es nicht *den* einen Ablauf gibt, da es viele Faktoren gibt, die den Ablauf beeinflussen können. Besonderheiten gibt es, wenn die Staatsanwaltschaft das Strafverfahren mit einem Strafbefehl abschliesst, bei abgekürzten Verfahren und bei Jugendlichen. Auf abgekürzte Verfahren gehen wir in diesem Buch nicht ein, weil es diese bei sexualisierter Gewalt selten gibt.

Polizei, Staatsanwaltschaft, Gericht: Wer macht was?

In einem Strafverfahren sind verschiedene Stellen involviert, die alle klar definierte, unterschiedliche Rollen wahrnehmen.

Die Rolle der Polizei
Die Polizei hat im Rahmen eines Strafverfahrens die Aufgabe, Beweise zu sammeln und zu ermitteln:

- Sie führt Einvernahmen mit dem Opfer, der beschuldigten Person und möglichen Auskunftspersonen durch.

- Sie untersucht weitere Beweismittel wie beispielsweise Chatauszüge oder Video- und Fotomaterial.
- Besteht Flucht- oder Verdunkelungsgefahr nimmt sie auf Anordnung der Staatsanwaltschaft Verdächtige oder Beschuldigte fest.

Die Rolle der Staatsanwaltschaft

Die Staatsanwaltschaft ist eine unabhängige Behörde, deren Aufgabe es ist, strafrechtliche Verfahren zu führen:

- Sie führt parteiöffentliche Einvernahmen mit dem Opfer, der beschuldigten Person und möglichen Auskunftspersonen/Zeug:innen durch oder delegiert diese an die Polizei.
- Sie prüft die von der Polizei gesammelten Beweise und entscheidet, ob ein Fall eingestellt wird oder ob genügend Beweise vorliegen, um Anklage zu erheben (das heisst, den Fall vor Gericht zu bringen).
- Falls Anklage erhoben wird, vertritt sie den Staat vor Gericht. Damit vertritt die Staatsanwaltschaft nicht nur die Interessen einzelner Personen oder Opfer, sondern die Interessen der gesamten Gesellschaft. Sie verfolgt strafrechtliche Fälle im Namen des Staates und stellt sicher, dass strafrechtliche Verfahren gemäss den Gesetzen durchgeführt werden.

Die Rolle des Strafgerichts

Das Gericht ist die Institution, die Urteile fällt. Im Falle von strafrechtlichen Verfahren ist es das Strafgericht. Es ist dafür verantwortlich, die Schuld oder Unschuld der angeklagten Person zu bestimmen und gegebenenfalls Strafen und/oder Massnahmen zu verhängen. Die Richter:innen fällen ihr Urteil auf der Grundlage des geltenden Rechts und der vorgelegten Beweise.

Ablauf eines Strafverfahrens

Auf den folgenden Seiten zeigen wir dir den Ablauf eines Strafverfahrens aus Opfersicht im Detail auf. Die visuelle Darstellung soll eine Unterstützung sein, damit du dir die einzelnen Phasen und Schritte besser vorstellen kannst. Vielleicht hilft es dir, während dem Lesen die Illustration ausgedruckt neben dir zu haben.

Download
Illustration

Der Ablauf eines Strafverfahrens aus Opfersicht

(vereinfachte Darstellung)

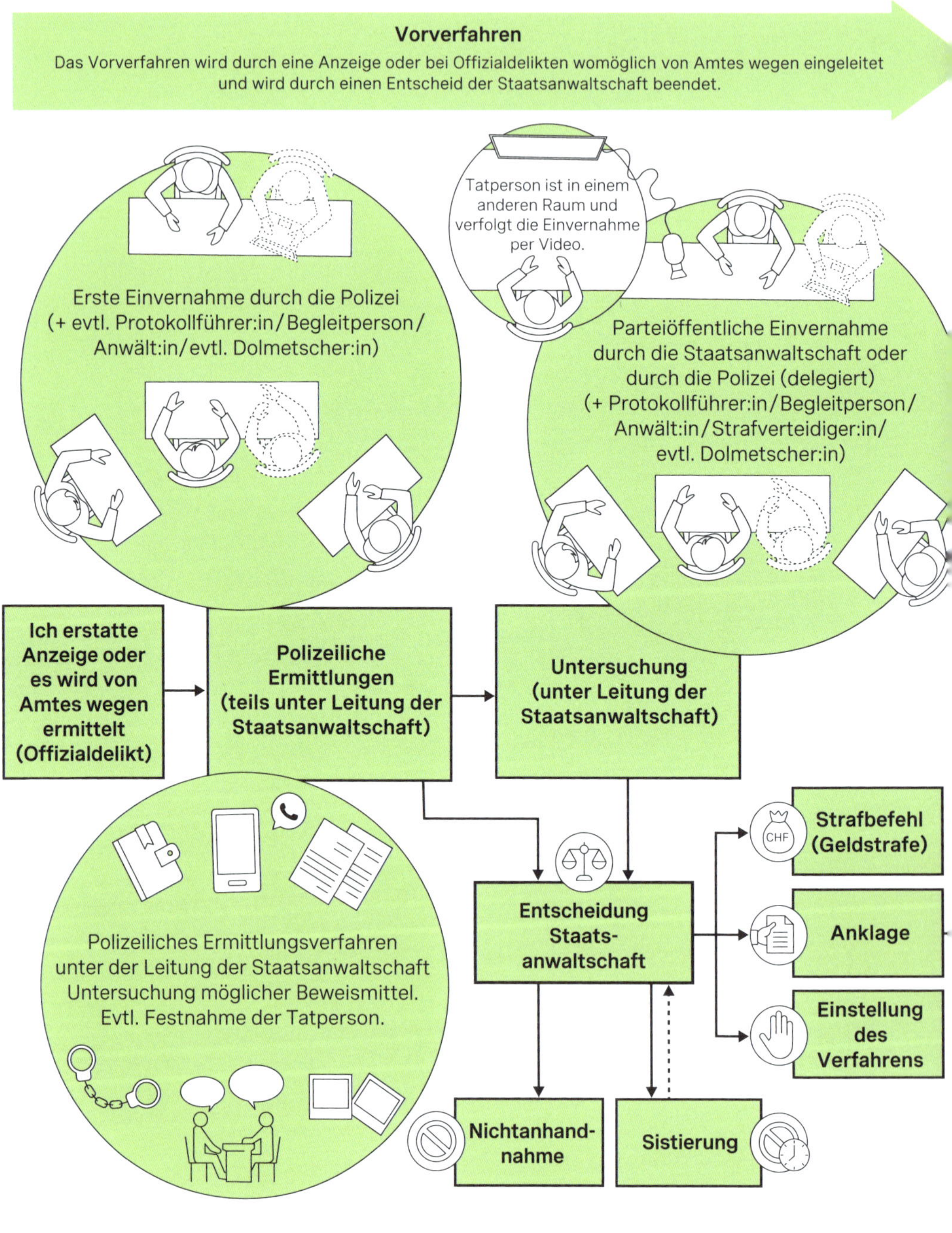

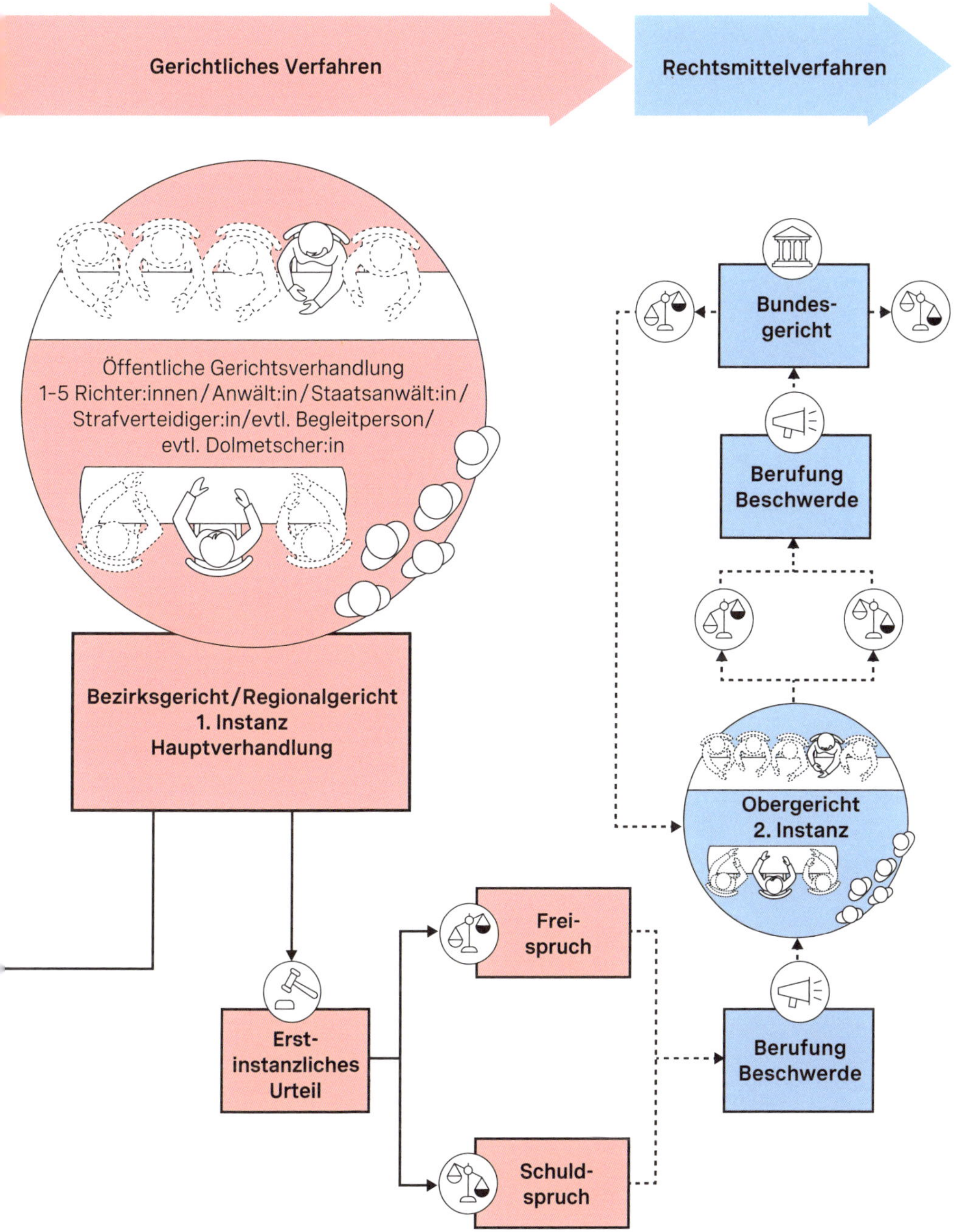
Gerichtliches Verfahren
Rechtsmittelverfahren
Öffentliche Gerichtsverhandlung
1-5 Richter:innen / Anwält:in / Staatsanwält:in / Strafverteidiger:in / evtl. Begleitperson / evtl. Dolmetscher:in
Bezirksgericht / Regionalgericht
1. Instanz
Hauptverhandlung
Erst-
instanzliches
Urteil
Frei-
spruch
Schuld-
spruch
Berufung
Beschwerde
Obergericht
2. Instanz
Berufung
Beschwerde
Bundes-
gericht

Vorverfahren

Das Vorverfahren besteht aus dem polizeilichen Ermittlungsverfahren und der staatsanwaltschaftlichen Untersuchung. Es wird durch eine Anzeige oder bei Offizialdelikten womöglich von Amtes wegen eingeleitet. Grundsätzlich ist es so, dass die Polizei meist die erste Einvernahme durchführt und dann unverzüglich die Staatsanwaltschaft informiert. Diese übernimmt anschliessend die Leitung des Falles und fällt alle Entscheide.

Nachdem alle Beweismittel eingeholt und Aussagen angehört wurden, wird diese erste Phase des Strafverfahrens von der Staatsanwaltschaft abgeschlossen. Die Staatsanwaltschaft hat dann folgende Möglichkeiten: eine Nichtanhandnahme, eine Sistierung, eine Verfahrenseinstellung, einen Strafbefehl oder eine Anklage aussprechen.

TIPP | Voranmeldung für Anzeigeerstattung Wir empfehlen dir, dich über deine:n Anwält:in oder Opferhilfe-Berater:in für eine Anzeigeerstattung anzumelden - so können diese schon vorinformieren, worum es geht und du kannst dir sicher sein, dass du von einer spezialisierten Person einvernommen wirst.

Anzeige erstatten

Anzeige zu erstatten, heisst, dass du die Polizei darüber informierst, dass eine Straftat stattgefunden hat. Dies kannst du auf jeder beliebigen Polizeistelle mündlich oder schriftlich per Brief tun. Zudem hast du auch die Möglichkeit, deine Anzeige schriftlich per Brief bei der Staatsanwaltschaft einzureichen. Allerdings raten wir dir von dieser Möglichkeit gerade bei dringenden Fällen und bei Übergriffen, die noch nicht lange zurückliegen, ab und empfehlen dir, mündlich Anzeige zu erstatten. Je nach Kanton gibt es auf sexualisierte und häusliche Gewalt spezialisierte Polizeieinheiten und/oder Staatsanwaltschaften. Zuständig für das Strafverfahren ist die Staatsanwaltschaft des Tatortes oder dort, wo die meisten Gewaltvorfälle ausgeübt worden sind.

Falls du die Verfahrenssprache nicht verstehst oder dich darin nicht genügend ausdrücken kannst oder gebärdest, wird die Polizei und/oder die Staatsanwaltschaft ein:e Übersetzer:in beiziehen. Wenn du einen Wunsch bezüglich des Geschlechts der:des Übersetzer:in hast, kannst du das der Polizei sagen. Sie werden versuchen, deinen Wunsch zu berücksichtigen. Die Kosten für die Dolmetschung sind in der Strafprozessordnung geregelt.

TIPP | Schutz deiner Adresse **Damit die Tatperson nicht deine Kontaktdaten erfährt, kann auch die Adresse deiner:s Anwält:in oder einer Opferhilfe-Beratungsstelle (mit der du dies vorher so verabredet hast) als deine Kontaktadresse für das Verfahren angegeben werden. Es ist wichtig, dass du diesen Wunsch bereits bei der ersten Einvernahme bei der Polizei deponierst, damit deine Adresse nicht im Protokoll auftaucht (nachträglich schwärzen zu lassen, ist deutlich schwieriger).**

HINWEIS | Polizei **Alle Polizeistellen in deiner Nähe findest du auf der Website www.suisse-epolice.ch → Polizeiposten suchen. In einigen Kantonen ist es zudem möglich, online einen Termin für die Anzeigeerstattung zu vereinbaren: www.suisse-epolice.ch → Terminvereinbarung.**

Vorbereitung auf die erste Einvernahme
Vielleicht fragst du dich, ob du dich inhaltlich auf die erste Einvernahme vorbereiten sollst? Das kannst du auf alle Fälle mit deine:r Anwält:in oder Opferhilfe-Berater:in besprechen. Grundsätzlich ist es so, dass du dich nicht inhaltlich auf eine Einvernahme vorbereiten musst. Es ist in Ordnung, wenn du dich einfach darauf konzentrierst, dass du in einer möglichst guten Verfassung zu der Einvernahme gehst. Tätigkeiten, die unterstützend sein können:

Was mache ich, wenn die Polizei mich wieder wegschickt?

Leider hören wir immer wieder von Betroffenen, dass sie bei der Polizei weggeschickt wurden, ohne dass sie Anzeige erstatten konnten. Sie wurden entweder nicht ernst genommen oder es wurde ihnen gesagt, dass eine Anzeige nichts bringen würde. Auch wenn das nicht die Regel ist, ist es uns wichtig, dass du weisst, dass in so einem Fall die Polizei im Unrecht ist. Sie muss dich ernst nehmen und deine Anzeige aufnehmen. Solltest du dennoch abgewiesen werden, dann hast du selbstverständlich das Recht, dich auf einer anderen Polizeistelle zu melden. Nimm am besten eine Vertrauensperson mit oder vereinbare im Voraus einen Termin gemeinsam mit einer:m Anwält:in oder Opferhilfe-Berater:in.

- Notiere dir alles, was wichtig ist, zum Beispiel relevante Daten. Vielleicht hast du bereits über die Tat geschrieben, zum Beispiel in dein Tagebuch. Dann kannst du das mitnehmen und der Polizei als Beweismittel geben.
- Nimm genügend Snacks und dein Lieblingsgetränk mit.
- Nimm allfällige Medikamente oder Stimming-Toys (Spielzeuge, die dir beim Stressabbau helfen, beispielsweise ein Stressball) mit.
- Reservier dir den ganzen Tag für die Einvernahme. Wenn du Betreuungspflichten hast, schau, dass du diese ausreichend lange abgedeckt hast.
- Plane etwas, was dir guttut, für nach der Einvernahme ein: einen Kaffee trinken mit einer unterstützenden Person oder auch Zeit für dich allein.
- Organisiere dir jemanden, die:der dich von der Einvernahme abholt, damit du nicht allein bist und deine Eindrücke teilen kannst.

Womöglich vermittelt es dir zusätzlich Sicherheit, wenn du im Voraus weisst, in welchen Räumlichkeiten die Einvernahme stattfinden wird. Besprich das mit der:m Opferhilfe-Berater:in oder Anwält:in. Allenfalls gibt es die Möglichkeit, dass ihr im Voraus zusammen den Raum besichtigen könnt oder dass die:der Berater:in oder Anwält:in den Raum kennt und ihn dir beschreiben kann. Bei Bedarf können sie für dich auch abklären, ob die Infrastruktur des Raumes barrierefrei ist.

Falls es dir, zum Beispiel aus gesundheitlichen Gründen, nicht möglich ist, zur Polizei zu gehen oder lange an einer Einvernahme teilzunehmen, kann eine Vertrauensperson oder die Opferhilfe-Beratungsstelle mit der Polizei überlegen, wie die Durchführung der Einvernahme ermöglicht wird.

Begleitung durch eine Vertrauensperson zu den Einvernahmen

Du hast das Anrecht auf Begleitung durch eine Vertrauensperson. Diese Person ist da als emotionale Stütze, damit du nicht alleine bist. Es kann sehr bestärkend sein, eine unterstützende Person mit im Raum zu wissen und jemanden zu haben, der:die dich begleitet und danach die Einvernahme mit dir reflektiert, falls du anschliessend dieses Bedürfnis hast.

Du bist grundsätzlich frei in der Wahl, wen du als Vertrauensperson mitnehmen möchtest. Das kann dein:e Berater:in von der Opferhilfe sein (mangels Ressourcen können dies jedoch nicht alle Opferhilfe-Beratungsstellen anbieten) oder auch eine Person, die du privat kennst. Mit der Berater:in hättest du eine Person dabei, die dir persönlich nicht nahe steht, dich aber im professionellen Kontext bedingungslos unterstützt und dir auch nach der Einvernahme deine Fragen beantworten kann.

HINWEIS | Vertrauensperson **Die Person, die dich als Vertrauensperson zu den Einvernahmen begleitet, kann später nicht als Zeug:in im Strafverfahren aussagen. Überlege also gut, wen du mitnimmst und besprich dies auch mit der:dem Anwält:in. Solltest du das Gefühl haben, dass eine Person möglicherweise als Zeug:in in Frage käme, dann nimm sie besser nicht als Vertrauensperson mit.**

Erste Einvernahme

Meistens findet die erste Einvernahme auf einer Polizeistation statt und wird von einem:r Polizist:in durchgeführt. Als Betroffene:r von sexualisierter Gewalt hast du das Recht anzugeben, welches Geschlecht die Person haben soll, die die Befragung durchführt (siehe Kasten, Seite 188). In der Regel sind bei der Einvernahme zwei Polizist:innen anwesend: eine Person befragt dich, die andere Person protokolliert die Einvernahme. Es kann aber auch sein, dass nur eine Person die Einvernahme macht und gleichzeitig protokolliert. Je nach Kanton wird die Einvernahme auch per Video aufgenommen, dann wird kein Protokoll geführt. Bei der Einvernahme von minderjährigen Personen wird immer eine Videoeinvernahme durch speziell geschulte Fachpersonen gemacht.

Falls ein Protokoll geführt werden muss, wirst du nur langsam und mit Unterbrechungen erzählen können, damit die protokollierende Person alles genau aufschreiben kann. Das kann sich zu Beginn irritierend anfühlen, ist aber leider nicht anders möglich, solange live mitprotokolliert wird. Findet zusätzlich eine Dolmetschung statt, verlängert dies das Gespräch zusätzlich.

Du musst dich darauf einstellen, dass der:die Polizist:in dir sehr viele Fragen stellen wird. Womöglich wirst du auch Fragen beantworten müssen, die für dich keinen ersichtlichen Zusammenhang zu der Gewalttat haben und die dir wie eine Beschuldigung vorkommen. Dies können

Fragen nach der getragenen Kleidung oder nach deinem Abwehrverhalten sein. Es geht dabei nicht darum, dir etwas zu unterstellen, vielmehr sind deine Antworten für die Polizei wichtig, um ein umfassendes Bild von der Tat zu bekommen. Du kannst dir das wie ein Drehbuch vorstellen: Die Polizei hat die Aufgabe, ein möglichst detailreiches Drehbuch über die Tat, aber auch über die involvierten Personen und die Zeit davor und danach zu erstellen. Mittels Fragen versucht die Polizei, die sexualisierte Gewalt so genau wie möglich zu rekonstruieren.

HINWEIS | Schutz der Intimsphäre Während der Einvernahmen dürfen dir keine Fragen zu deinem Intimleben, die nichts mit dieser Tat zu tun haben, gestellt werden. Also zum Beispiel Fragen zu sexuellen Vorlieben, sexuellen Praktiken oder Partner:innen. Du darfst diese Antworten verweigern und musst keine Angst haben, dass sich dies negativ für dich auswirken würde. Dies kann sich vielleicht schwierig anfühlen, weil du möglichst mithelfen möchtest bei der Ermittlung. Doch es ist dein gesetzlich festgehaltenes Recht, diese Fragen nicht beantworten zu müssen (StPO Art. 169 Abs. 4).

Du darfst jederzeit während der Einvernahme eine Pause verlangen und vielleicht mit deiner Vertrauensperson ein Zeichen dafür verabreden. Denk daran, regelmässig etwas zu trinken und zu essen, falls dies für dich möglich ist. Falls es dir krankheitsbedingt oder aufgrund einer Neurodivergenz nicht möglich ist, mehrere Stunden am Stück an einer Einvernahme teilzunehmen, kannst du oder dein:e Anwält:in mit der Polizei dies besprechen. Es ist durchaus möglich, eine Einvernahme in mehrere Teile aufzusplitten.

Am Ende der Einvernahme wird in der Regel das ganze Protokoll ausgedruckt (ausser, es wurde eine Videoaufnahme gemacht) und dir zum Gegenlesen vorgelegt. Das heisst, dass du nochmal das ganze Protokoll lesen und allfällige Fehler korrigieren lassen kannst. Falls das Lesen für dich nicht möglich ist, kannst du verlangen, dass die Beamt:innen und gegebenenfalls die:der Dolmetscher:in für dich eine Lösung finden, beispielsweise durch Vorlesen. Wenn dein:e Anwält:in bei der Einvernahme dabei ist, wird auch sie das Protokoll genau durchlesen und dich unterstützen. Auch wenn du wahrscheinlich nicht mehr viel Energie hast, ist es sehr wichtig, dass du das Protokoll genau liest, auf jede Ungenauigkeit achtest und darauf hinweist. Am Schluss musst du das Protokoll unterschreiben und es wird Teil der Akten des Strafverfahrens. Bedenke, dass später die Staatsanwaltschaft und allenfalls auch das Gericht wie auch die Tatperson und ihr:e Strafverteidiger:in das Protokoll lesen werden. Deshalb ist es sehr wichtig, dass das Protokoll genau deinen Aussagen entspricht.

Was, wenn ich während der Einvernahme dissoziiere?

Die Vernehmungssituation an sich oder die Fragen können Stressreaktionen auslösen. Falls du bemerkst, dass du dissoziierst und es nicht mehr schaffst, deine Aufmerksamkeit auf das Gespräch zurückzubringen, dann kannst du beispielsweise Folgendes machen:

- Versuche, bewusst mit den Füssen den Boden zu spüren.
- Sag, dass du einen Moment brauchst und wende eine der Grounding-Techniken an (siehe Kapitel 3, Seite 81).
- Nimm ein scharfes Bonbon in den Mund. Rieche an Tigerbalsam.
- Nutze ein sensorisches Toy wie einen Igelball oder einen Akupressur-Ring, die dir Reize geben.

Falls du bereits vor der Einvernahme weisst, dass du möglicherweise dissoziierst, kannst du das vorgängig mit der:dem Berater:in der Opferhilfe besprechen, die Polizei/Staatsanwaltschaft vorab darüber informieren und gemeinsam

Trauma- und diskriminierungssensible Einvernahmen

Immer mehr Polizeikorps und Staatsanwaltschaften setzen sich damit auseinander, wie ihre Einvernahmen trauma- und diskriminierungssensibler werden können. Schliesslich ist es auch im Sinne der Strafverfolgungsbehörden, dass du dich bei der Einvernahme sicher und wohl fühlst. Denn je sicherer und wohler du dich fühlst, desto leichter fällt es dir, auszusagen, was wiederum heisst, dass die Strafverfolgung besser gelingt. Leider kann es vorkommen, dass du von einer nicht sensibilisierten, nicht empathischen Person befragt wirst. In diesem Fall empfehlen wir dir, dass du das mit deiner:m Anwält:in besprichst und auch der Opferhilfe-Beratungsstelle eine Rückmeldung gibst. Gerade die Opferhilfe tauscht sich regelmässig mit den Strafverfolgungsbehörden aus und kann solche Rückmeldung geben, auch anonymisiert.

Du hast das Recht darauf, dass es keine direkte Gegenüberstellung mit der gewaltausübenden Person gibt.

beurteilen, was für dich am hilfreichsten ist. Du kannst auch mit der Begleitperson vereinbaren, dass sie sich einschaltet, falls sie bemerkt, dass du dissoziierst. Wenn die:der Polizist:in oder Staatsanwält:in deine Dissoziation bemerkt, wird sie:er warten oder dich unterstützen, wieder ins Hier und Jetzt zu kommen. Falls die Einvernahme nicht mehr weitergeführt werden kann, wird diese abgebrochen.

Weitere Einvernahmen (mit Parteiöffentlichkeit)

In der Regel wirst du mindestens zu einer zweiten Einvernahme durch die Staatsanwaltschaft eingeladen. Die zweite Einvernahme läuft grundsätzlich gleich ab wie die erste. Diesmal wird dich allerdings der:die zuständige Staatsanwält:in befragen. Ein:e Protokollführer:in wird das Protokoll führen. Du wirst mit deiner:m Anwält:in und, falls du möchtest, mit einer Vertrauensperson dort sein. Falls du eine Assistenz benötigst, wird diese in einem anderen Raum warten.

Je nach Kanton delegiert die Staatsanwaltschaft die parteiöffentliche Einvernahme an die Polizei. In dem Fall würdest du wieder von einer:m Polizist:in einvernommen werden.

Der grosse Unterschied zur ersten Einvernahme besteht darin, dass die zweite Einvernahme parteiöffentlich ist. Das bedeutet, dass die gewaltausübende Person und ihr:e Anwält:in das Recht haben, der Einvernahme beizuwohnen. Du hast allerdings das Recht (siehe Schutzrechte auf Seite 189) via deine:n Anwält:in ein Gesuch zu stellen, dass es keine direkte Gegenüberstellung mit der gewaltausübenden Person gibt. In der Regel heisst das, dass du zu anderen Zeiten in das Gebäude kommst als die gewaltausübende Person und dass im Gebäude darauf geachtet wird, dass ihr euch weder in den Gängen noch auf der Toilette oder an der Kaffeemaschine begegnet. Da sie aber als beschuldigte Person das Recht hat, der Einvernahme beizuwohnen, wird die Einvernahme per Video oder Audio in einen anderen Raum im gleichen Gebäude oder womöglich auch in ein anderes Gebäude übertragen (zum Beispiel in die Untersuchungshaft). Womöglich fühlt es sich sehr unangenehm an, zu wissen, dass die gewaltausübende Person live mithört, dies lässt sich aber nicht verhindern. Viele Betroffene sagen, dass sie mit der Zeit die auf sie gerichtete Videokamera vergessen konnten und sich nur noch auf die Fragen konzentriert haben.

Nebst der befragenden Person und der protokollierenden Person, werden dein:e Anwält:in, deine Vertrauensperson (falls du eine dabei hast), Dolmetscher:in sowie die:der Anwält:in der Tatperson im Raum anwesend sein. Falls die Einvernahme an die Polizei delegiert wurde, wird die:der zuständige Staatsanwält:in auch mit im Raum sein. Du wirst in der Regel in der Mitte des Raumes an einem Tisch sitzen, die Vertrauensperson darf meist neben dir Platz nehmen (wird ihr nicht automatisch der Platz neben dir gegeben, kannst du darauf hinweisen, dass sie neben dir sitzen soll). Die:der Dolmetscher:in sitzt so, dass sie:er diese Aufgabe gut erfüllen kann. Vor dir sind die befragenden und protokollierenden Personen und hinter dir, in deinem Rücken, sitzen die beiden Anwält:innen. Das fühlt sich für dich wahrscheinlich ungewöhnlich und vielleicht auch unangenehm an, lässt sich aber leider nicht ändern. Es geht dabei darum, dass du keinen Augenkontakt mit den Anwält:innen hast und sie dich so auch nicht beeinflussen können.

Bei der zweiten Einvernahme werden häufig nochmals dieselben Fragen gestellt wie bei der ersten. Die Staatsanwaltschaft hat zwar dein Protokoll der ersten Einvernahme gelesen, möchte sich aber oft noch einen eigenen Eindruck machen und stellt deshalb manchmal Fragen, die schon mal beantwortet wurden. Andere Fragen beziehen sich eventuell auf deine erste Einvernahme oder auf die erste Einvernahme der gewaltausübenden Person. Nach der Staatsanwaltschaft haben die beiden Anwält:innen die Möglichkeit, Fragen zu stellen. Dein:e Anwält:in wird nur dann Fragen stellen, wenn sie den Eindruck hat, dass du einige relevante Tatsachen noch nicht gefragt wurdest oder diese noch nicht erwähnen konntest.

Strafverteidigung

Die:der Anwält:in der gewaltausübenden Person (Strafverteidiger:in) hat in der Regel das Ziel, dass das Verfahren eingestellt wird. Sie wird also dahingehend ihre Fragen stellen, dass die gewaltausübende Person entlastet wird. Diese Fragen werden für dich womöglich irritierend oder gar verletzend sein. Die Aufgabe der Staatsanwaltschaft wie auch deiner:s Anwält:in ist es, dich vor unangebrachten intimen Fragen, die nichts mit der vorliegenden Tat zu tun haben, zu schützen. Dein:e Anwält:in wird intervenieren, wenn dir eine unzulässige Frage gestellt werden sollte.

HINWEIS | Realitätscheck **Bedenke, dass die allermeisten gewaltausübenden Personen die Tat entweder leugnen oder behaupten, dass die sexuellen Handlungen einvernehmlich gewesen seien. Das hat aber nichts mit der Wahrheit und deiner Erfahrung der sexualisierten Gewalt zu tun. Versuch, dich nicht durch diese Aussagen verunsichern zu lassen. Es ist wichtig, sich vor Augen zu halten, dass du als Opfer im Strafverfahren der Wahrheit verpflichtet bist, die beschuldigte Person hingegen nicht. Anders gesagt: Die beschuldigte Person hat das Recht, im Strafverfahren zu lügen.**

Nichtanhandnahme

Eine Nichtanhandnahme erfolgt, wenn das geschilderte Verhalten eindeutig nicht strafbar ist oder in den Augen der Staatsanwaltschaft keine genügenden Hinweise auf eine Straftat bestehen. Das heisst, eine Nichtanhandnahme darf nur dann erfolgen, wenn eine Person der Polizei etwas schildert, das keine Hinweise auf eine strafrechtlich relevante Straftat gibt oder wenn beispielsweise die Tat schon bei der Anzeige verjährt ist. Eine Nichtanhandnahme ist selten.

Sistierung

Eine Sistierung erfolgt, wenn die Tatperson oder ihr Aufenthaltsort unbekannt ist. Die Untersuchung wird fortgeführt, wenn der Sistierungsgrund wegfällt.

Einstellung des Verfahrens

Womöglich entscheidet die Staatsanwaltschaft, dass sie das Verfahren einstellt. Dies darf sie dann tun, wenn sie zum Schluss kommt, dass die Wahrscheinlichkeit, dass es vor Gericht einen Freispruch geben würde, höher ist, als die Wahrscheinlichkeit einer Verurteilung. Anders gesagt: Wenn sie zum Schluss kommt, dass der ursprünglich vorhandene Anfangsverdacht gegen die beschuldigte Person nicht derart erhärtet werden konnte, dass sich eine Anklage rechtfertigt. Generell hat sich die Staatsanwaltschaft dabei an den Grundsatz zu halten, dass im Zweifelsfall eine Anklage erhoben werden muss, damit ein Gericht über den Fall entscheidet (sogenannt «in dubio pro duriore» beziehungsweise «im Zweifel für die Anklageerhebung»). Seit dem 1. Juli 2024 kann die

Beschwerde gegen Nichtanhandnahme und Einstellung

Eine Nichtanhandnahme oder eine Verfahrenseinstellung kannst du innert 10 Tagen schriftlich und mit Begründung anfechten. Dann entscheidet das Obergerichts (je nach Kanton auch Kantonsgericht genannt), ob der Entscheid der Staatsanwaltschaft aufgehoben oder abgeändert wird, oder ob die Staatsanwaltschaft und die Polizei Anweisungen erhalten für das weitere Vorgehen. Das Obergericht kann auch zum Schluss kommen, dass der Entscheid der Staatsanwaltschaft richtig war und die Beschwerde abweisen.

gewaltausübende Person zu einem Lernprogramm verpflichtet werden. Bei sexueller Belästigung wird das Verfahren eingestellt, wenn die gewaltausübende Person das angeordnete Lernprogramm absolviert hat.

HINWEIS | Verfahrenseinstellung Uns ist es wichtig, dass du weisst: Wenn das Verfahren eingestellt wird, heisst das nicht, dass dir keine sexualisierte Gewalt angetan wurde. Es heisst auch nicht, dass das, was dir angetan wurde, nicht schlimm (genug) war. Und es heisst auch nicht, dass dir nicht geglaubt wurde. Aber womöglich wurde die Tatperson als genauso glaubhaft angesehen.

Strafbefehl

Ein Strafverfahren kann bei Antragsdelikten, wie zum Beispiel Belästigungen, von der Staatsanwaltschaft mit einem Strafbefehl abgeschlossen werden. Dabei handelt es sich um einen Schuldspruch, bei dem die gewaltausübende Person zu einer Busse, Geldstrafe oder (bedingter) Haftstrafe von höchstens 6 Monaten verurteilt wird. Strafbefehle werden meist dann ausgesprochen, wenn der Sachverhalt so klar ist, dass es kein Gerichtsverfahren braucht (zum Beispiel bei einem Geständnis) oder dann, wenn das Strafmass sich im Bereich einer Busse oder Geldstrafe (und nicht einer Haftstrafe) bewegt.

Sexualisierte Gewalttaten, die Offizialdelikte sind, werden grundsätzlich nicht per Strafbefehl abgeschlossen, sondern werden entweder eingestellt (siehe oben) oder angeklagt und kommen dann vor Gericht.

Vergleichsverhandlung

Lass dich nicht zu einem Vergleich drängen.

Bei Antragsdelikten (zum Beispiel sexuelle Belästigung) gibt es auch die Möglichkeit, dass die Staatsanwaltschaft eine Vergleichsverhandlung vorschlägt. Dabei entschuldigt sich die gewaltausübende Person und erklärt sich bereit, entstandene Kosten und allenfalls auch eine Genugtuung zu zahlen. Im Gegenzug erklärst du dich bereit, die Strafanzeige zurückzuziehen. Sollte eine Vergleichsverhandlung im Raum stehen, ist es wichtig, dass du ganz gut auf dich und deine Bedürfnisse hörst und versuchst, dich nicht zu einem Vergleich drängen zu lassen. Du hast das Recht, eine Verurteilung der gewaltausübenden Person zu wünschen - egal, wie schwerwiegend die Gewalt war, die die Person dir angetan hat.

Es gibt auch die Möglichkeit, dass eine Vergleichsverhandlung angestrebt wird, du dir aber nicht einig wirst mit der gewaltausübenden Person. Dann muss die Staatsanwaltschaft das Verfahren weiterführen.

Anklage

Wenn die Staatsanwaltschaft nach Abschluss des Vorverfahrens zum Schluss kommt, dass die Wahrscheinlichkeit einer Verurteilung höher ist als die Wahrscheinlichkeit eines Freispruchs, erhebt sie Anklage (man spricht dann von einem hinreichenden Tatverdacht). Das heisst, sie überweist den Fall an das zuständige Gericht. Mit diesem Schritt ist das Vorverfahren beendet und die Verantwortung für den Fall liegt dann neu beim Gericht und nicht mehr bei der Staatsanwaltschaft. Die Staatsanwaltschaft bleibt aber weiterhin Teil des Strafverfahrens und vertritt die Anklage vor Gericht. Anders gesagt: Die:der zuständige Staatsanwält:in plädiert in der Regel vor Gericht ebenso wie du für eine Verurteilung und Bestrafung der gewaltausübenden Person.

Gerichtliches Verfahren

Sobald ein Verfahren an das Gericht überwiesen wird, also eine Anklage erhoben wird, beginnt das gerichtliche Verfahren. Du erhältst dann eine Einladung für die Hauptverhandlung (Gerichtsverhandlung). In der Regel musst du vor Gericht erscheinen und auch nochmal aussagen. Da eine

Gerichtsverhandlung eine grosse Belastung darstellen kann, kann dein:e Anwältin beantragen, dass du, abgesehen von deiner eigenen Einvernahme, von der restlichen Verhandlung dispensiert wirst.

Der Gerichtssaal

Gerichtssäle sind sehr unterschiedlich und nur selten sehen sie aus wie in Filmen. Am besten fragst du deine:n Anwält:in, ob sie dir den Gerichtssaal und das Setting beschreiben kann. Es wird vor Gericht sehr ähnlich sein wie bei den parteiöffentlichen Einvernahmen: Du sitzt irgendwo in der Mitte des Raumes an einem Tisch, meist neben dir deine Vertrauensperson (falls du eine mitnimmst). Die:der Dolmetscher:in sitzt so, dass sie:er diese Aufgabe gut erfüllen kann. Hinter dir sitzen die Anwält:innen und hinter ihnen die Menschen, die der Gerichtsverhandlung beiwohnen. Vor dir sitzen die Richter:innen und die:der Gerichtsschreiber:in.

Aussagen vor Gericht

Bei der Gerichtsverhandlung wirst du nochmals befragt. Vermutlich musst du nochmals schildern, was dir widerfahren ist und weitere Fragen der Richter:innen und der:des Strafverteidiger:in und allenfalls deiner:m Anwält:in beantworten. Je nach Schwere der Tat sind 1 bis 5 Richter:innen anwesend.

Analog zu der parteiöffentlichen Einvernahme kann auch vor Gericht beantragt werden, dass es keine Gegenüberstellung mit der Tatperson gibt. In der Regel wird das bewilligt und dafür gesorgt, dass du die Tatperson während des Gerichtstages nicht siehst. Konkret heisst das, dass du nur für deine Befragung im Gerichtssaal sein wirst und den Saal danach wieder verlässt. Die Tatperson wird deiner Einvernahme nicht beiwohnen dürfen und du wirst nicht mehr im Saal sein, wenn die Tatperson befragt wird.

Du kannst beantragen, die gewaltausübende Person nicht vor Gericht zu sehen.

Zum Schluss werden die:der Staatsanwält:in, dein:e Anwält:in und die:der Strafverteidiger:in ihre Plädoyers halten. Plädoyers sind Reden, in denen die (Staats-) Anwält:innen ihre Sichtweisen nochmals ausführlich darlegen und am Ende einen konkreten Antrag stellen. Dieser Antrag beinhaltet die Forderung nach einer Verurteilung (oder einem Freispruch) und die Höhe der Strafe.

Öffentliche Gerichtsverhandlung

Sowohl die Gerichtsverhandlung wie auch die Urteilsverkündung sind bei erwachsenen Betroffenen grundsätzlich öffentlich. Dein:e Anwält:in kann aber zu deinem Schutz den Ausschluss der Öffentlichkeit verlangen, was in der Regel gutgeheissen wird. Oftmals werden aber Medienvertreter:innen davon ausgenommen und zugelassen. Diese dürfen allerdings nur anonymisiert über den Fall berichten. Bei Jugendlichen wird die Öffentlichkeit hingegen nur in Ausnahmefällen zugelassen.

Wenn du von Journalist:innen angesprochen wirst, ist es dein gutes Recht, nicht mit ihnen zu reden. Wir empfehlen dir, auf jeden Fall mit deiner:m Anwält:in abzusprechen, was du in so einem Fall machst.

Erstinstanzliches Urteil

Nach der Gerichtsverhandlung ziehen sich die Richter:innen zu einer geheimen Beratung zurück. In dieser Beratung fällen sie das Urteil über die *Schuld*, die *Strafen* und mögliche *Massnahmen*. Massnahmen können beispielsweise der Besuch eines Lernprogramms oder therapeutischen Behandlungen sein.

Die Urteilsverkündung erfolgt in der Regel mündlich, entweder am gleichen Tag wie die Gerichtsverhandlung oder auch in den darauffolgenden Tagen. Während der Urteilsverkündung sind in der Regel alle inklusive der Tatperson anwesend. Viele Betroffene verzichten deshalb auf eine Anwesenheit und werden im Anschluss an die Verkündung von ihrer:m Anwält:in über das Urteil informiert.

Entschädigung und Genugtuung

Wird die gewaltausübende Person verurteilt, muss sie für die Verfahrens- und Anwaltskosten aufkommen und dir, falls du das beantragt hast, eine Entschädigung und Genugtuung in bestimmter, vom Gericht festgelegter Höhe zahlen. Entschädigt werden können finanzielle Schäden, die dir aufgrund der Tat und ihrer Folgen entstanden sind. Die Genugtuung ist eine von dir und deine:r Anwält:in festgelegte Summe, die eine finanzielle Entschädigung für die widerfahrene Gewalt sein soll. Eine Art Solidaritätsbeitrag oder «Schmerzensgeld». Die Höhe der Genugtuung wird abhängig gemacht von der Schwere der psychischen und körperlichen Beeinträchtigungen, die du aufgrund der Gewalterfahrung hast. Die geforderten

Summen für die Entschädigung und die Genugtuung werden entweder vom Gericht gutgesprochen, erhöht oder gesenkt. Grundsätzlich musst du dich darauf einstellen, dass die Geldsummen eher tief sind.

HINWEIS | Staat bezahlt Falls die verurteilte Tatperson die Entschädigung und die Genugtuung nicht bezahlen kann, springt der Staat ein. Konkret heisst das, dass die kantonale Opferhilfe-Behörde die Genugtuung bezahlt, allerdings berechnet sie diese neu. In der Regel wird die Summe dabei heruntergesetzt, was für Betroffene sehr enttäuschend ist, aber leider im Moment der juristischen Praxis entspricht.

Rechtsmittelverfahren

Das erstinstanzliche Urteil kann angefochten werden. Dabei wird das Urteil mit Berufung an das Obergericht (auch Kantonsgericht genannt) weitergezogen. Diese dritte Phase des Strafverfahrens nennt sich Rechtsmittelverfahren, bei dem ein oberinstanzliches Urteil gefällt wird. Dieses Urteil kann ebenfalls angefochten und bis vor das Bundesgericht weitergezogen werden.

Strafmass

Das Strafmass beschreibt die Mindest- und die Höchststrafe für eine bestimmte Straftat. Es ist im Strafgesetzbuch bei den einzelnen Straftatbeständen festgehalten. Das Gericht entscheidet dann innerhalb dieser möglichen Bandbreite zwischen Mindest- und Höchststrafe.

Die Strafen für sexualisierte Gewalt werden von Betroffenen regelmässig als zu niedrig empfunden und erfüllen ihr Gerechtigkeitsempfinden nicht. Was eine angemessene Strafe für eine bestimmte Tat ist, stellt uns vor schwierige Diskussionen und Abwägungen. Sowohl diejenigen, die die Gesetze machen, als auch diejenigen, die sie in den Gerichtsurteilen anwenden, stehen dabei immer wieder vor Herausforderungen. Es gibt Betroffene, die die Höhe der Strafe als einen Hohn oder einen erneuten Schlag ins Gesicht beschreiben. Andere Betroffene sind erleichtert, wenn es nur eine bedingte Strafe gibt, weil ihr Fokus eher auf den ausgesprochenen Massnahmen wie Lernprogrammen liegt. Wiederum andere sehen in den zum Teil hohen Kosten, die die gewaltausübende Person übernehmen muss, eine genugtuende Strafe.

Tätigkeitsverbot

Bei einer Sexualstraftat gegen eine minderjährige oder besonders schutzbedürftige Person wird zusätzlich zur Strafe ein (lebenslanges) Tätigkeitsverbot oder ein Kontakt- und Rayonverbot ausgesprochen. Dieses Tätigkeitsverbot beinhaltet sowohl berufliche wie freiwillige Tätigkeiten mit der genannten Personengruppe. Bei einer Sexualstraftat im Gesundheitsbereich gegen Patient:innen kann der direkte Patientenkontakt untersagt werden.

Strafregistereintrag und Sonderprivatauszug

Bei einem Offizialdelikt wird bei der verurteilten Person ein Strafregistereintrag gemacht. Dieser Eintrag kann von bestimmten Behörden eingesehen werden und für bestimmte Zwecke muss eine Person einen *Strafregisterauszug* einreichen: zum Beispiel bei der Bewerbung für bestimmte Berufe, für eine Waffenbewilligung oder bei einem Einbürgerungsgesuch.

Der *Sonderprivatauszug* ist ebenfalls ein Auszug aus dem Schweizerischen Strafregister und gibt darüber Auskunft, ob eine Person ein Tätigkeitsverbot oder Kontaktverbot mit Minderjährigen oder anderen besonders schutzbedürftigen Personen hat oder im Gesundheitsbereich keinen direkten Kontakt mit Patient:innen haben darf. Organisationen, Institutionen und Vereine, die regelmässigen Kontakt zu minderjährigen und besonders schutzwürdigen Personen haben, holen diesen Sonderprivatauszug vor Neueinstellungen ein. Dasselbe gilt für Tätigkeiten im Gesundheitsbereich mit direktem Patient:innenkontakt.

«Strafverfolgung» in Kürze

Deine Entscheidung Ob du Anzeige erstatten willst oder nicht, ist einzig und allein deine Entscheidung. Lass dich von niemandem drängen. Die Gründe, die für oder wider eine Anzeige sprechen, sind sehr individuell und müssen allein für dich stimmen. Es ist dein gutes Recht, keine Anzeige zu erstatten.

Von Amtes wegen Bei einem Offizialdelikt ist möglich, dass ein Strafverfahren nicht aufgrund deines Entscheides sondern von Amtes wegen eingeleitet wird.

Belastend Ein Strafverfahren kann sehr belastend sein: Du musst sehr detailliert über die Gewalterfahrung erzählen, womöglich wird nicht opfer- und traumasensibel mit dir umgegangen, ein Strafverfahren kann sehr lange dauern und der Ausgang ist immer ungewiss. Umso wichtiger, dass du schaust, dass du Vertrauenspersonen hast, die dich auf dem Weg begleiten und unterstützen.

Für sich einstehen Die gewaltausübende Person anzuzeigen kann auch eine Art sein, für sich einzustehen, sich zu wehren, (wieder) handlungsmächtig zu werden und das Gefühl der Selbstwirksamkeit zu verspüren.

Anwält:in Wir empfehlen dir, dich von Anfang an von einer:m spezialisierten Anwält:in vertreten zu lassen. Sie:er ist nicht nur Expert:in für die Strafverfolgung und dafür da, dich und deine Rechte zu schützen und einzufordern. Sie:er kann auch eine wichtige Vertrauensperson sein.

Wenig Chancen auf Verurteilung Es ist leider eine Tatsache, dass nur ein Bruchteil der angezeigten Sexualstraftaten in einer Verurteilung mündet. Viele Fälle werden mangels Beweisen eingestellt oder es erfolgt ein Freispruch.

9

Sexuelle Belästigung am Arbeitsplatz

Wirst du bei der Arbeit sexuell belästigt? Sexuelle Belästigung am Arbeitsplatz ist nie harmlos und sie stellt dich vor ganz spezielle Herausforderungen. Deshalb gibt es für den Kontext Arbeitsplatz zusätzliche rechtliche Möglichkeiten, die wir in diesem Kapitel anschauen.

Gleichstellungsgesetz (GlG)

Bist du in einem Lohnarbeits- oder Ausbildungsverhältnis? Dann bist du am Arbeitsplatz durch das Gleichstellungsgesetz vor sexueller Belästigung und Diskriminierung geschützt. Wie funktioniert dies und welche Rechte hast du hier?

Wirst du taxierend angeschaut? Musst du dir sexistische Sprüche anhören oder gibt es Kommentare über dein sexuelles Verhalten, deine sexuelle Orientierung oder deine Geschlechtsidentität? Erzählt dir ein:e Kolleg:in etwas über ihr:sein Sexleben, das du gar nicht hören möchtest? Liegen am Arbeitsplatz Texte oder Bilder mit sexuell konnotierten Inhalten herum, sind aufgehängt oder werden versendet? Erfährst du scheinbar zufällige, unerwünschte Körperkontakte? Erhältst du unerwünschte Einladungen mit eindeutiger Absicht? Werden dir berufliche Vorteile versprochen, wenn du Annäherungsversuche annimmst beziehungsweise Nachteile angedroht, wenn du solche ablehnst? All das sind Beispiele von sexueller Belästigung am Arbeitsplatz.

WICHTIG | Pflicht der Arbeitgeber:innen **Sei dir jederzeit bewusst: Die Menschen in Leitungspositionen sind dafür verantwortlich, für ein Arbeitsumfeld zu sorgen, das frei von Belästigungen und Diskriminierung ist. Arbeitgeber:innen sind gesetzlich verpflichtet, eine Nulltoleranz in Bezug auf Belästigungen zu kommunizieren, diese ernst zu nehmen und zu stoppen.**

Was besagt das Gleichstellungsgesetz?

Im *Bundesgesetz über die Gleichstellung von Frau und Mann*, dem sogenannten Gleichstellungsgesetz (GlG), ist festgehalten, dass Arbeitgeber:innen die Mitarbeiter:innen vor sexueller Belästigung (und anderer Diskriminierung) schützen müssen und dass sie verpflichtet sind, Massnahmen zu ergreifen, falls ein:e Mitarbeiter:in belästigt (oder anderweitig diskriminiert) wurde. Den Arbeitgeber:innen wird damit eine Verantwortung übertragen, die Angestellten vor Gewalt zu schützen. Das Gleichstellungsgesetz ist Teil des Zivilrechts und gilt für alle Anstellungsverhältnisse: Egal, ob du Teilzeit, Vollzeit, befristet oder unbefristet, im Mandat oder im Stundenlohn angestellt bist. Dies gilt auch für Lehrverträge. Als minderjährige Person und als Lernende:r hat dein:e Arbeitgeber:in gar eine besondere Fürsorgepflicht. Klagst du gemäss GlG, dann klagst du diesen Schutz ein.

Weitere Rechtsgrundlagen

Sexuelle Belästigung am Arbeitsplatz ist rechtlich neben dem Strafgesetzbuch (Art. 198) und dem Gleichstellungsgesetz (Art. 4 und 5) auch im Obligationenrecht (Art. 328), Arbeitsgesetz (Art. 6 Abs. 1) und für Kantonsangestellte auch im Personalgesetz des Kantons geregelt. Zudem gilt es, die internen Reglemente der Arbeitgeber:innen sowie allfällige Gesamtarbeitsverträge (GAV) zu beachten.

Wichtig: Kündigungsschutz

Sobald du deine vorgesetzte Person oder die Personalabteilung über die sexuelle Belästigung in Kenntnis setzt, darf dir dein:e Arbeitgeber:in während der Abklärung und bis sechs Monate *nach* Abschluss eines internen oder externen Verfahrens nicht im Zusammenhang mit der gemeldeten Belästigung kündigen. Dies ist für privatrechtliche Anstellungsverhältnisse ebenfalls im Gleichstellungsgesetz, für öffentlich-rechtliche Anstellungen in den entsprechenden Verfahrensbestimmungen festgelegt. Eine Beschwerde wegen sexueller Belästigung am Arbeitsplatz darf nicht mit dem Risiko einhergehen, dass du die Arbeitsstelle verlierst. Denselben Kündigungsschutz geniessen mögliche Zeug:innen, die sich im Rahmen des Verfahrens äussern. Sollte dir trotzdem gekündigt werden (eine sogenannte *Rachekündigung*) oder solltest du fristlos entlassen werden, hast du das Recht, dagegen vorzugehen.

Was tun bei sexueller Belästigung am Arbeitsplatz?

Welche Möglichkeiten hast du, um gegen sexuelle Belästigung am Arbeitsplatz vorzugehen? Worin unterscheiden sich die formellen und informellen Wege?

Die Angst, die Arbeitsstelle zu verlieren, kann es besonders schwer machen, gegen Belästigung am Arbeitsplatz vorzugehen. Hinzu kommt, dass wir am Arbeitsplatz nicht einfach die Beziehung zur belästigenden Person abbrechen oder nie mehr auf der Arbeit auftauchen können - zumindest nicht ohne Konsequenzen.

Vorfälle festhalten

Sexuelle Belästigung am Arbeitsplatz ist häufig eine Summe von mehreren sexualisierten Grenzverletzungen, die die gesamte Situation sehr belastend oder unerträglich werden lassen. Doch auch eine einmalige Belästigung kann belastend sein. Wir empfehlen dir, alle Vorfälle genau festzuhalten und mögliche Beweise wie Chatverläufe oder E-Mails zu sichern. Weiter kann es sehr unterstützend sein, sich Verbündete am Arbeitsplatz zu suchen: Kolleg:innen, denen du vertraust und die womöglich einen der Vorfälle mitbekommen haben oder selbst unangenehme oder belästigende Situationen mit der Person hatten.

Belästigende Person konfrontieren

Die belästigende Person direkt mit ihren Taten zu konfrontieren, kann ein erster Schritt sein. Im besten Fall stoppt die Person die Belästigungen und es sind keine weiteren Schritte notwendig. So eine Konfrontation kann für einige Menschen eine Möglichkeit sein, für andere wiederum ist sie undenkbar. Hier unsere Empfehlungen, falls du dich für eine solche Konfrontation entscheidest:

- Nimm eine:n Verbündete:n als Stärkung und Zeug:in mit.
- Bereite dich vorgängig auf diese drei Punkte vor: a) In welchen Situationen hast du dich von der Person belästigt gefühlt? b) Welche Gefühle hat das in dir ausgelöst? c) Welches Verhalten erwartest du zukünftig von der Person?
- Bitte die belästigende Person um ein Gespräch, aber sag ihr noch nicht, worum es gehen wird.
- Sage der Person zu Beginn des Gesprächs, dass es dir in diesem Gespräch darum geht, ihr mitzuteilen, was vorgefallen ist, wie das für dich war und was du fortan von der Person erwartest. Sage auch, dass du *nicht* über die Geschehnisse diskutieren willst und auch *nicht* ihre Meinung dazu möchtest. Im Moment gehe es dir einzig darum, ihr deine Perspektive mitzuteilen.
- Nachdem du der Person obige drei Punkte ausgeführt hast, beendest du das Gespräch. Lass dich nicht auf eine Diskussion ein.

Wenn Arbeitgebende belästigen

Wenn die Belästigungen von den Arbeitgeber:innen ausgehen, dann ist das Verfahren für die Betroffenen noch viel belastender. Gerade bei kleinen Unternehmen wird es fast unmöglich sein, dich zu schützen und gleichzeitig das Arbeits- oder Ausbildungsverhältnis aufrechtzuerhalten. Wir empfehlen dir allerdings, dich, bevor du kündigst, bei einer externen Stelle bezüglich deiner Möglichkeiten beraten zu lassen. Bei einem Lehrverhältnis empfehlen wir zusätzlich, auch die Lehraufsicht beizuziehen, damit diese helfen kann, einen neuen Lehrbetrieb zu suchen.

Eine Konfrontation kann auch schriftlich erfolgen. Sollten die Belästigungen nicht aufhören, hast du die Möglichkeit, gegen die belästigende Person intern oder extern Beschwerde einzulegen.

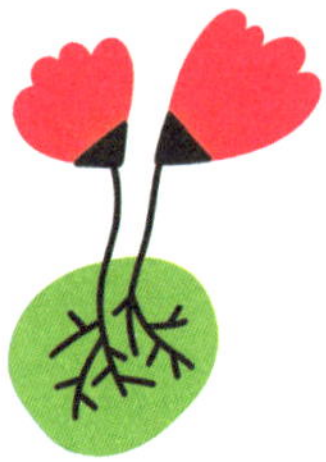

Interne Vertrauensperson

In einigen Betrieben gibt es interne Ansprechpersonen bei sexueller Belästigung. Diese sind Mitarbeitende, die explizit für diese Rolle ausgewählt wurden und Kenntnisse über die Thematik mitbringen (sollten). Diese Vertrauenspersonen bieten eine niederschwellige und vertrauliche Möglichkeit, sich betriebsintern zu informieren. Die internen Vertrauenspersonen haben die Aufgabe, zu beraten und zu unterstützen sowie Handlungsmöglichkeiten aufzuzeigen. Ohne expliziten Auftrag deinerseits werden die Informationen, die die Vertrauensperson hat, auch im Falle einer Untersuchung, nicht weitergegeben.

HINWEIS | Notizen nicht herausgeben **Womöglich hast du dir Notizen gemacht zu den übergriffigen Situationen. Diese Notizen kannst du der Vertrauensperson zeigen, es ist aber wichtig, dass du die Notizen (oder auch weiteres Material wie zum Beispiel Screenshots von Chatverläufen) bei dir aufbewahrst. Denn sollte es zu einem formellen Verfahren kommen, hätte die belästigende Person das Recht, die Akten einzusehen. Zu den Akten würden sowohl deine Notizen als auch weitere Beweise gehören. Solange dieses Material in deinem Besitz ist, gehören sie nicht zu den Akten.**

Externe Anlauf- und Beratungsstellen

Mandatierte Vertrauensstelle

Einige Betriebe haben externe spezialisierte Ansprechpersonen und/oder Fachstellen mandatiert, bei denen sich Mitarbeiter:innen bei sexueller Belästigung vertraulich beraten lassen können.

Städtische oder kantonale Gleichstellungsfachstellen

Falls dein Betrieb keine internen Vertrauenspersonen oder externe Vertrauensstelle ernannt hat oder du dich aus irgendwelchen Gründen nicht von diesen Personen beraten lassen möchtest, hast du die Möglichkeit, dich bei den städtischen oder kantonalen Fachstellen für Gleichstellung beraten zu lassen.

HINWEIS | Kontakte **Alle Gleichstellungsbüros findest du unter www.equality.ch → Mitglieder. Die Gleichstellungsbüros haben spezialisierte Jurist:innen, die unentgeltliche Beratungen anbieten und bei Bedarf an weitere Stellen vermitteln.**

Opferhilfe-Beratungsstellen

Ebenfalls hast du die Möglichkeit, dich bei einer Opferhilfe-Beratungsstelle zu melden. Diese sind auch bei sexueller Belästigung am Arbeitsplatz zuständig. Sie können im Unterschied zu den anderen Stellen auch Opferhilfe-Leistungen gewähren (zum Angebot der Opferhilfe siehe Kapitel 4, Seite 91).

Informelles Verfahren

Den informellen Weg empfehlen wir dir, falls das Konfrontationsgespräch nicht zum erwünschten Verhalten geführt hat, oder wenn du kein Konfrontationsgespräch machen möchtest.

Beratung bei interner oder externer Vertrauensperson/-stelle

Zum informellen Weg gehört einerseits die vertrauliche Beratung durch eine interne oder externe Vertrauensperson oder -stelle. Ob du dich lieber intern oder extern beraten lässt (oder beides) ist dir überlassen. Häufig besitzen die externen Vertrauenspersonen mehr Expertise auf dem Gebiet der sexuellen Belästigung, was ein Grund sein kann, sich (zusätzlich) an die externe Person oder Stelle zu wenden.

Gespräch mit Personalabteilung (HR) oder vorgesetzter Person

Zum informellen Vorgehen gehört ebenfalls, wenn du das Gespräch mit deiner vorgesetzten Person oder mit der Personalabteilung suchst. Der wichtigste Unterschied zum Gespräch mit den Vertrauenspersonen/-stellen, dem Gleichstellungsbüro oder der Opferhilfe-Beratungsstelle liegt darin, dass die vorgesetzten Personen wie auch die Personalabteilung, sobald sie über die Belästigungen informiert sind, gesetzlich verpflichtet

Vorsicht mit Klärungs- und Mediationsgesprächen

Nicht selten kommt von der vorgesetzten Person und/oder der Personalabteilung der Vorschlag, die vorgebrachte Beschwerde gemeinsam mit der belästigenden Person zu klären. Von einem solchen Gespräch raten wir dir dringend ab. Sexuelle Belästigung ist kein Konflikt, der sich lösen lässt wie andere Konflikte. So ein Gespräch birgt die Gefahr, dass die Belästigungen in Form von zwei entgegengesetzten «Meinungen» diskutiert und diese als gleichwertig und valide betrachtet werden.
Sollte die Beweislage eindeutig sein, braucht es kein Gespräch, bei dem sowohl du als auch die belästigende Person anwesend sind. Dann ist ein Gespräch der:des Vorgesetzten oder der Personalabteilung mit der belästigenden Person nötig und es müssen Massnahmen ausgesprochen werden. Ist die Beweislage nicht eindeutig, zum Beispiel weil es keine schriftlichen Beweise und keine Zeug:innen gibt, dann wird ein solches Gespräch zu dritt auch keine Klärung bringen. Es muss dabei bedacht werden, dass die belästigende Person ein grosses Interesse daran hat, die Belästigung abzustreiten oder als Missverständnis einzuordnen. Wenn überhaupt, empfehlen wir ein solches Gespräch nur bei leichten, einmaligen Belästigungen, wenn du dir der Unterstützung deiner:s Vorgesetzten sicher bist und mit einer Begleitperson hingehst.

sind, rasch zu handeln, die sexuellen Belästigungen zu stoppen und dich zu schützen. Ein solches Gespräch ist also nicht vertraulich, weil möglicherweise auch gegen deinen Willen Informationen weitergeleitet, das Gespräch mit der belästigenden Person gesucht oder Massnahmen ergriffen werden müssen. Die disziplinarischen und schützenden Massnahmen dürfen sich allerdings auf keinen Fall nachteilig auf dich auswirken. So ist es beispielsweise nicht okay, dich gegen deinen Wunsch in eine andere Filiale zu versetzen, während die belästigende Person weiterhin am bisherigen Ort arbeiten darf. Damit die Kommunikation an die anderen Mitarbeiter:innen sensibel ist und deine Bedürfnisse berücksichtigt werden, ist es wichtig, dass du den zuständigen Personen mitteilst, worauf es dir ankommt.

Formelles Verfahren

Wenn das informelle Verfahren nichts gebracht hat, kommt das formelle Verfahren zum Zug.

Betriebsinterne Beschwerde
Wenn der Sachverhalt nicht eindeutig ist, müssen die vorgesetzte Person und die Personalabteilung eine interne Untersuchung veranlassen. Auch während dieser gilt, dass die Belästigungen sofort gestoppt und du vor weiteren Belästigungen geschützt werden musst und der Kündigungsschutz gilt. Für die interne Untersuchung wird in der Regel eine externe Stelle beauftragt. Diese wird mit allen Involvierten und möglichen Zeug:innen Gespräche führen und weitere Beweise auswerten. Meistens handelt es sich dabei um ein einmaliges Gespräch, das du im Rahmen dieser Untersuchung führen musst. Du darfst eine Vertrauensperson zum Gespräch mitnehmen. Fragen zur Untersuchung, wie zum Beispiel, ob du den detaillierten Bericht schriftlich erhalten wirst, sollten im Vorhinein geklärt werden.

Die interne Untersuchung wird in der Regel von Jurist:innen durchgeführt und mit einem Abschlussbericht zuhanden der:dem Arbeitgeber:in beendet. In diesem Abschlussbericht wird einerseits der untersuchte Sachverhalt festgehalten und juristisch eingeordnet und andererseits werden Schlussfolgerungen gezogen und Empfehlungen abgegeben.

Arbeitgeber:innen sind allerdings frei, ob sie diese Empfehlungen befolgen wollen oder nicht.

Verfahren bei der Schlichtungsbehörde

Bei der kantonalen Schlichtungsbehörde, auch *Schlichtungsstelle* genannt, kannst du ein Begehren gegen deine:n Arbeitgeber:in einreichen, wenn diese:r dein Anliegen nicht ernst genommen, dir aufgrund deiner Beschwerde unrechtmässig gekündigt oder die Belästigungen nicht unterbunden hat. Dabei kannst du maximal sechs Monatslöhne des Schweizer Durchschnittslohns einklagen. Du hast bis zu fünf Jahre nach der letzten Belästigung Zeit, ein solches Begehren einzureichen. Bei einer Rachekündigung muss diese jedoch vor Ende der Kündigungsfrist bei einem Gericht angefochten werden. Dein Begehren um Durchführung eines Schlichtungsverfahrens musst du schriftlich einreichen, meist via einem Onlineformular.

Das Schlichtungsverfahren ist kostenlos, unabhängig davon, wie es ausgeht. Wir empfehlen dir, für das Verfahren eine:n Anwält:in zu mandatieren. Dies nicht zuletzt deshalb, weil du davon ausgehen musst, dass auch dein:e Arbeitgeber:in von einer:m Anwält:in vertreten sein wird. Dabei können allerdings Kosten entstehen. Klär deshalb im Voraus ab, ob die Kosten allenfalls übernommen werden, zum Beispiel von deiner Rechtsschutzversicherung (falls du eine solche hast), der unentgeltlichen Rechtspflege oder via Opferhilfe. Die Opferhilfe kann dies allerdings nur übernehmen, wenn die sexuellen Belästigungen auch strafrechtlich relevant sind (also ein gewisses Mass an Schwere aufweisen). Das klärst du am besten direkt mit der Opferhilfe-Beratungsstelle ab.

Zur Schlichtungsverhandlung müssen sowohl du wie auch dein:e Arbeitgeber:in persönlich erscheinen, gegebenenfalls mit Anwält:innen. Zudem hast du das Recht, dich von einer Vertrauensperson begleiten zu lassen. Ziel des Schlichtungsverfahrens ist es, eine gemeinsame Lösung mit deine:r Arbeitgeber:in zu finden. Meist geht es dabei um eine finanzielle Entschädigung dafür, dass die Arbeitgeber:in dich nicht vor den Belästigungen geschützt und/oder diese nicht gestoppt hat. Falls keine Einigung zustande kommt, kannst du innert drei Monaten nach Abschluss des Schlichtungsverfahrens eine Klage beim zuständigen Zivilgericht einreichen.

**Beim Schlichtungs-
verfahren klagst
du gegen deine:n
Arbeitgeber:in,
nicht gegen
die belästigende
Person.**

Schlichtungsverfahren, wenn die gewaltausübende Person der:die Arbeitgeber:in ist

Wenn die gewaltausübende Person gleichzeitig dein:e Arbeitgeber:in ist, solltest du vor Einreichung des Schlichtungsbegehrens überlegen, ob es dir möglich ist, bei der Verhandlung im gleichen Gerichtssaal wie die belästigende Person zu sein. Womöglich hilft es dir auch, etwas zeitlichen Abstand zu haben und das Schlichtungsbegehren erst ein paar Monate oder Jahre (aber vor Ablauf der Fünfjahresfrist) nach den Vorfällen einzureichen. Zudem empfehlen wir dir, eine Vertrauensperson zur Schlichtungsverhandlung mitzunehmen. Während der Schlichtungsverhandlung kannst du zudem beantragen, dass nach dem ersten formellen Teil getrennt verhandelt wird. Eventuell kann dein:e Anwältin die Schlichtungsstelle vorgängig kontaktieren, um den Ablauf zu besprechen.

HINWEIS | Kontakte **Alle kantonalen Schlichtungsstellen findest du unter www.gleichstellungsgesetz.ch → Verfahrensabläufe**

Strafrechtlichen oder zivilrechtlichen Weg einschlagen?

Grundsätzlich bist du bei Belästigung am Arbeitsplatz sowohl strafrechtlich (via StGB) wie auch zivilrechtlich (via GIG) geschützt und kannst entsprechend strafrechtlich wie auch zivilrechtlich vorgehen. Dabei geht es nicht um ein Entweder-Oder, vielmehr ist abzuwägen, welche Wege bei welchen Gewalttaten möglich sind und welche Vor- und Nachteile sie bringen:

- Welche Gewalt ist abgedeckt? Die meisten Gewalttaten sind strafrechtlich und zivilrechtlich verfolgbar. Doch es gibt Fälle von Belästigung, die aufgrund der engen strafrechtlichen Definition nicht mit dem

StGB verfolgt werden können, während das GIG dieselbe Tat als Belästigung einordnet.

- Gegen wen richtet sich das Verfahren? Beim strafrechtlichen Weg gehst du gegen die gewaltausübende Person vor, mit dem Ziel einer Verurteilung. Beim zivilrechtlichen Weg gemäss GIG gehst du hingegen gegen deine:n Arbeitgeber:in vor, weil die Pflicht vernachlässigt wurde, dich vor Belästigung zu schützen und/oder angemessene Schritte einzuleiten, nachdem du den Vorfall gemeldet hast. Ziel ist dabei, dass du recht bekommst und der:die Arbeitgeber:in dich entschädigen muss (bis maximal 6 Monatslöhne) oder - sofern du das möchtest - bei einer Rachekündigung wieder anstellt.
- Wie lange habe ich Zeit? Ein weiterer wesentlicher Unterschied ist, dass du gemäss Gleichstellungsgesetz bis zu fünf Jahre nach einer Belästigung dagegen vorgehen kannst (mit Ausnahme der Rachekündigung bis zum Ende der Kündigungsfrist), während du strafrechtlich nur drei Monate Zeit hast, die Tat anzuzeigen.

Am besten klärst du mit einer:m Anwält:in ab, wie die erfahrene Gewalt rechtlich eingeordnet wird und besprichst die Vor- und Nachteile dieser Wege, sollten sie beide in Frage kommen.

«Sexuelle Belästigung am Arbeitsplatz» in Kürze

Gleichstellungsgesetz Dieses Gesetz verpflichtet Arbeitgebende, für ein Arbeitsumfeld zu sorgen, das frei von sexueller Belästigung (und Diskriminierung) ist. Solltest du trotzdem sexuell belästigt werden, muss dein:e Arbeitgeber:in Massnahmen ergreifen und dich schützen.

Kündigungsschutz Wenn du entscheidest, gegen die sexuelle Belästigung am Arbeitsplatz vorzugehen, darf dir deswegen nicht gekündigt werden. Auch dies ist im Gleichstellungsgesetz festgehalten.

Konfrontation Vielleicht kannst du dir vorstellen, die Person, die dich belästigt, zu konfrontieren. Das heisst, der Person zu sagen, dass du dieses Verhalten nicht akzeptierst und dass sie aufzuhören hat. Wir empfehlen dir, zu einem solchen Treffen eine Vertrauensperson mitzunehmen.

Verbündete suchen Bleib mit deinen Erfahrungen nicht allein. Such dir Verbündete am Arbeitsplatz: Menschen, denen du vertraust und die womöglich etwas mitbekommen haben oder von derselben Person Belästigung erfahren.

Beratung Du hast die Möglichkeit, dich von einer Opferhilfe-Beratungsstelle, einer kantonalen Gleichstellungsstelle oder - falls dein:e Arbeitgeber:in dies zur Verfügung stellt - einer internen oder externen Vertrauensperson oder -stelle beraten zu lassen.

Schlichtungsverfahren Sollten die Belästigungen auch nach einer Meldung an deine Vorgesetzten und/oder Personalabteilung nicht aufhören, kannst du bei der kantonalen Schlichtungsbehörde gegen deine:n Arbeitgeber:in vorgehen und eine finanzielle Entschädigung einklagen.

10

Betroffene unterstützen

Wir alle kennen Betroffene von sexualisierter Gewalt. Was kann ich tun? Wie darf und soll ich mich verhalten? Und wie eben nicht? Du findest hier Informationen und Möglichkeiten, damit du dich sicherer fühlst und Unterstützung bieten kannst.

Was brauche ich, um ein:e Unterstützer:in zu sein?

Wir können nur unterstützend sein, wenn wir selbst wissen, was wir brauchen und wo unsere eigenen Möglichkeiten und Grenzen liegen.

Achte auf dich! Du kannst nur hilfreich unterstützen, wenn du auch zu dir selbst schaust. Deshalb ist es wichtig, dass du mit deinen eigenen Reaktionen, Gefühlen und möglichen Ängsten klarkommst, damit du nachher ein:e stabile:r Unterstützer:in sein kannst.

Anmerkung: Lies auch alle anderen Kapitel durch, damit du die Seite der Betroffenen besser kennenlernst.

Umgang mit deinen eigenen Gefühlen

Wenn du erfährst, dass jemand Gewalt erlebt hat, kann dies Betroffenheit, Wut und Traurigkeit auslösen. Es kann dich aber auch unsicher machen, weil du nicht weisst, wie du mit dieser Information umgehen sollst. Vielleicht bemerkst du auch eine Abwehrreaktion, Unglauben oder Skepsis. Versuche, all diese Gefühle für dich wahrzunehmen und sie nicht zu bewerten. Deine Reaktionen haben alle einen Ursprung bei dir und haben vor allem auch mit dir selbst und dem, was wir in dieser Gesellschaft gelernt haben, zu tun. Es ist jedoch ganz wichtig, diese Gefühle gegenüber der betroffenen Person nicht ungefiltert zu kommunizieren, damit du eine sie unterstützende Position einnehmen kannst. Es ist an dir, mit deinen Gefühlen einen Umgang zu finden und diese für dich einzuordnen.

Gerade wenn du bemerkst, dass du Unglauben und Skepsis empfindest, ist es wichtig, dass du dich zuerst selbst damit auseinandersetzt, zum Beispiel auch mit Hilfe einer Beratungsstelle.

Eigene Betroffenheit als Ressource und als Grenze

Wenn du selbst sexualisierte Gewalt erfahren hast oder erfährst und vielleicht weitere Gewalt- oder Diskriminierungserfahrungen mit der betroffenen Person teilst, kann das eine Ressource sein für eine Unterstützung. Es kann dir dabei helfen, die andere Person zu verstehen und ihre Gefühle und ihr Verhalten besser einzuordnen. Gleichzeitig kann es jedoch auch Grenzen in der Unterstützung setzen, wenn die Erfahrung der anderen Person bei dir deine eigenen triggert. Denk jedoch daran: Erfahrungen und Bedürfnisse sind unterschiedlich. Es ist deshalb wichtig, offen zu bleiben für ein anderes Erleben und sich bewusst zu machen, dass die Person mit anderen Folgen konfrontiert ist, andere Möglichkeiten, aber auch andere Wünsche hat. Dies gilt es zu respektieren. Das, was dir geholfen hat, muss nicht für alle passen. Wir meinen es oft gut mit Ratschlägen und dem Teilen von Erfahrungen, aber das ist nicht immer hilfreich. Sich um andere zu kümmern, kann heilsam sein für unsere eigenen Erfahrungen - doch dies erfordert einen bewussten Umgang mit unserem eigenen Verhalten und unserer eigenen Motivation. Die Unterstützung anderer darf nicht unserem Zweck dienen.

Eigene Grenzen und Kapazitäten wahren

Menschen in Krisenzeiten zu unterstützen, braucht Energie, Zeit und kann uns emotional einiges abverlangen. Spüre deine Grenzen, kommuniziere diese gegenüber der Person, die du unterstützt, und achte darauf, diese zu wahren. Nimm dir Zeit für dich. Finde heraus, was dich selbst nährt. Nur wenn du zu dir selbst schaust, kannst du auch zu anderen schauen. Weil das einfacher gesagt als getan ist, kann es für dich hilfreich sein, dass wiederum du dich von anderen unterstützen lässt, indem sie dir etwas Gutes tun oder dich entlasten, regelmässig bei dir nachfragen, wie es dir geht oder mit dir Dinge unternehmen, die dir guttun. Falls du bemerkst, dass du die einzige unterstützende Person bist und dir das zu viel ist, dann überlege mit der betroffenen Person, wie ihr die Unterstützung auf mehrere Schultern verteilen könnt. Es kann sein, dass ein jahrelanger Unterstützungsbedarf besteht. Auch deshalb ist es sehr wichtig, dass du sorgsam mit deinen eigenen Ressourcen umgehst.

Suche dir selbst Unterstützung

Suche dir selbst Unterstützung. Sei es für deine unterstützende Rolle, sei es möglicherweise wegen eigener Gewalterfahrungen. Es ist gut, ein eigenes Unterstützungsnetz zu haben. Und auch eine professionelle Unterstützung durch die Beratungsstellen kann hilfreich sein für deine Rolle. Die Beratungsstellen sind auch für Menschen aus dem Umfeld von Betroffenen da.

Wie mit Betroffenen sprechen?

Die Erfahrung von Gewalt geht mit Kontroll- und Sicherheitsverlust und Gefühlen der Ohnmacht einher. Als unterstützende Person gilt es, dem entgegenzuwirken und Betroffene dahingehend zu unterstützen, dass sie wieder Sicherheit und Selbstwirksamkeit erlangen.

Im Gespräch mit einer betroffenen Person ist es wichtig, dass wir dem uns Berichteten zugewandt und ohne Vorverurteilung Raum geben. Immer im Bewusstsein, dass es um die andere Person geht, nicht um uns selbst, nicht um unsere Gefühle und Bewertungen. Die betroffene Person hat das Recht, das Erlebte so einzuordnen, wie sie das macht. Zudem ist es wichtig, dass du deine Unterstützung nicht an Bedingungen knüpfst und die betroffene Person damit zusätzlich unter Druck setzt. Unterschätze zudem nie den Druck, unter dem Betroffene häufig stehen - sei es durch die gewaltausübende Person, durch Menschen in ihrem Umfeld oder durch den Druck, den Betroffene sich unter Umständen selber machen, auf eine bestimmte Art und Weise mit dem Geschehenen umzugehen.

Erste Reaktion: immer ernst nehmen

Die Gesellschaft stellt oft in Frage, ob jemand sexualisierte Gewalt erfahren hat. Diese Zweifel haben auch wir internalisiert, deshalb stellt vielleicht auch die:der Betroffene die Gewalt in Frage. Dies und die erschütternde Erfahrung, dass der Wille, die Gefühle und die Wünsche der betroffenen Person während der Gewalt nicht ernst genommen wurden, macht es umso wichtiger, dass du nun das Berichtete, die Gefühle und

Selbst- und Fremdgefährdung

Wenn du das Gefühl hast, dass die:der Betroffene sich selbst gefährdet, zum Beispiel durch selbstverletzendes Verhalten, Suizidgedanken, massiven Suchtmittelkonsum oder anderweitig riskantes Verhalten, empfehlen wir dir, dass du dich von einer spezialisierten Stelle beraten lässt - nötigenfalls auch gegen den Willen der betroffenen Person. Sollte die betroffene Person nach wie vor oder wiederholt (sexualisierte) Gewalt erfahren und nicht in der Lage sein, den Kontakt zu der:den gewaltausübenden Person(en) abzubrechen, kann manchmal deine einzige Möglichkeit der Unterstützung die Involvierung der Polizei oder der Kindes- und Erwachsenenschutzbehörde sein. Dieser Schritt sollte aber gut überlegt sein, lass dich auch hier von einer Fachstelle beraten. Bei akuter Gefahr rufst du jedoch lieber einmal zu viel die Polizei. Dasselbe gilt, wenn du das Gefühl hast, die:der Betroffene gefährdet andere Menschen. Zu beruflichen Melderechten und/oder Meldepflichten siehe Seite 182.

das Erleben ernst nimmst. Versuche, all das zu sein, was die gewaltausübende Person nicht war: zugewandt, empathisch und zuverlässig. Wir sollten auch vermeiden, unseren eigenen persönlichen Eindruck von der Person, die der Gewalt beschuldigt wird, über das Erleben der betroffenen Person zu stellen. Menschen verhalten sich nicht in allen Situationen gleich. Auch wenn die beschuldigte Person uns gegenüber immer nett und zuvorkommend war, kann sie einer anderen Person gegenüber rücksichtslos und gewaltvoll gewesen sein.

Was du nicht sagen solltest

Sag niemals:

- Bist du sicher?
- Das bildest du dir nur ein! Er:sie meint es doch nicht so.
- Hast du dich nicht gewehrt? Wieso hast du dich nicht (stärker) gewehrt?
- Hast du Nein gesagt? Hast du klar genug kommuniziert?
- Hast du der Person das Gefühl gegeben, dass du es wolltest?
- Welche Kleider hattest du an? Das ist ja klar, bei den Kleidern!
- Du hättest nicht trinken, nicht flirten, nicht xy machen sollen!
- Das ist doch nicht so schlimm!
- Warum erzählst du erst jetzt davon? Wieso hast du nie etwas gesagt?
- Wieso hast du ihn:sie nicht verlassen?

WICHTIG | Kein Victim-Blaming **Die Verantwortung liegt immer bei der gewaltausübenden Person, nicht bei der betroffenen Person. Die Gesellschaft und das Umfeld machen oft explizit oder implizit die:den Betroffene:n ganz oder zumindest teilweise verantwortlich. Sei nicht Teil davon. Mach es besser.**

Was Betroffene hören müssen

Sag stattdessen:

- Ich glaube dir.
- Es tut mir leid, dass dir das angetan wurde.
- Danke für dein Vertrauen.
- Ich bin froh, dass du mir das erzählst.
- Es war nicht deine Schuld.
- Deine Gefühle und deine Reaktionen sind normal.
- Ich möchte dich unterstützen.

Vertraulichkeit. Und hat sie Grenzen?

Grundsätzlich gilt: Rede nicht gegen den Willen der:des Betroffenen mit anderen darüber. Wenn du die Notwendigkeit spürst, das Gehörte mit jemandem zu teilen, damit du als Unterstützer:in weiterhin da sein kannst, dann sprich dies mit der betroffenen Person ab. Vielleicht kann es eine Lösung sein, dass du mit einer Opferhilfe-Beratungsstelle oder Therapeut:in darüber sprichst, da für diese Schweigepflicht gilt. Gerade wenn du Unsicherheiten hast, ist es wichtig, dich mit jemandem zu besprechen und möglicherweise beraten zu lassen.

Wie kann ich wissen, was ich tun soll?

So verschieden die Gewalterfahrungen und so unterschiedlich die Ressourcen der Betroffenen, so unterschiedlich sind auch ihre Bedürfnisse nach Unterstützung.

Damit deine Angebote für die:den Betroffene:n schlussendlich wirklich eine Unterstützung sind, braucht es eine gute Kommunikation zwischen euch. Leitend ist der bewusste Umgang mit dem Grundsatz, dass die betroffene Person die:der Expert:in ihrer eigenen Wünsche und Bedürfnisse ist.

Wünsche und Bedürfnisse ernst nehmen und wahren

Wer Gewalt erlebt hat, hat einen massiven Verlust der eigenen Kontrolle und Autonomie erfahren. Deshalb ist es für die Stärkung und Genesung sehr wichtig, dass Betroffene genau diese Kontrolle und Autonomie zurückerlangen und erleben und in ihrer Selbstwirksamkeit bestärkt werden. Das kann einerseits grosse Entscheide betreffen wie, ob die Person Anzeige erstatten will oder nicht. Andererseits können auch kleine alltägliche Erfahrungen ein wichtiger Teil der Verarbeitung sein, zum Beispiel wenn die Person die Erfahrung macht, dass ihre Grenzen erfragt und auch respektiert werden («Ist es okay für dich, wenn ich dich umarme?»). Es kann für die:den Betroffene:n zum Beispiel auch sehr heilsam sein, wenn du dich für ein Nein, das sie:er dir gegenüber ausspricht, bedankst.

Unterstütze Betroffene in der Wiedererlangung ihrer Kontrolle, Autonomie und Selbstwirksamkeit.

«Nein» als Zeichen des Vertrauens

Ein «Nein» zu hören, ist für uns manchmal schwer. Wenn wir uns jedoch Folgendes bewusst machen, gelingt es uns vielleicht besser, damit umzugehen: Gelingt es einer Person, uns gegenüber ein Nein auszusprechen, dann können wir auch viel mehr darauf vertrauen, dass ein Ja auch wirklich als ein Ja gemeint ist. Das Grenzensetzen mit Neins kann also das Vertrauen stärken in die Jas. Das bedeutet nicht, dass wir nicht enttäuscht oder traurig sein dürfen über ein Nein, doch es hilft, es weniger persönlich oder abweisend zu nehmen.

Bedürfnisse und Wünsche erfragen

Um die Bedürfnisse und Wünsche der Betroffenen zu kennen, braucht es Kommunikation. Du kannst Fragen stellen wie: Was brauchst du gerade jetzt? Was würde dich (ein wenig) sicherer fühlen lassen? Dabei ist es wichtig, nicht zu vergessen, dass es oft gar nicht so einfach ist, die eigenen Bedürfnisse zu spüren. Je nachdem, wie es der betroffenen Person geht, braucht das Zeit. Denk dabei stets daran, dass nicht du die Antworten auf diese Fragen hast. Du kannst jedoch unterstützen, die Antworten zu finden. So kann es hilfreich sein, wenn du Möglichkeiten und Alternativen aufzeigst: Würde es dir helfen, wenn ich bei dir übernachte? Wäre es unterstützend, wenn ich dich jeden Tag kurz anrufe? Wichtig ist dabei, keinen Druck aufzubauen und Geduld zu haben. Vielleicht fällt es der betroffenen Person leichter, die Bedürfnisse mit einem bestimmten Kommunikationsmittel, zum Beispiel schriftlich, zu formulieren. Bei der Suche nach Handlungsoptionen und bei Entscheiden ist es wichtig, immer wieder abzuchecken, dass diese wirklich dem Bedürfnis der betroffenen Person entsprechen und nicht dir oder dem Helfer:innensystem. Frage dich, ob ein Weg oder eine Handlung, die du vorschlägst oder die du als hilfreich erachtest, wirklich dem Bedürfnis der betroffenen Person nachkommt oder ob es nicht in Wirklichkeit dir selbst mehr Sicherheit und ein gutes Gefühl gibt?

Entscheide der Betroffenen respektieren

Grundsätzlich gilt es, die Entscheidungen und Grenzen der betroffenen Person zu respektieren: Sie hat selbst das Recht, ihren Weg zu wählen. Es ist nicht deine Aufgabe, Entscheidungen für andere Erwachsene zu treffen. Und du hast in der Regel auch nicht das Recht dazu. Anders ist die Situation bei Minderjährigen oder schutzbedürftigen Erwachsenen, die als urteilsunfähig gelten: Aber auch bei diesen ist das Recht auf Selbstbestimmung hoch zu gewichten. So werden Kinder und Jugendliche ihrem Alter gemäss in Entscheidungen einbezogen oder dürfen selbst entscheiden.

Wie damit umgehen, wenn du einen Entscheid nicht verstehst?

Wer eine gewaltbetroffene Person unterstützt, muss manchmal viel aushalten. Vielleicht verstehst du nicht, dass die:der Betroffene keine Anzeige erstatten will/mag? Vielleicht findest du es fahrlässig, dass die Person keine professionelle Unterstützung wahrnehmen will? Vielleicht kannst du nicht nachvollziehen, dass sie:er sich Heilung in esoterischen Seminaren statt in einer Psychotherapie erhofft? Hier spürst du zum einen die Grenzen der Unterstützung, die es auszuhalten gilt. Du kannst die Person nicht zu etwas zwingen, was sie:er nicht möchte. Zum anderen kann es sein, dass es mehr um deine eigenen Themen geht: Findest du es etwa wichtig, dass Betroffene Anzeige erstatten? Hast du selber die Erfahrung gemacht, dass dir erst professionelle Unterstützung wirklich geholfen hat? Das ist alles wichtig und legitim - für dich. Aber es sind deine Überzeugungen und Erfahrungen, die du nicht einer anderen Person aufzwingen darfst.

Wie ein Gespräch abschliessen?

Bedanke dich am Ende des Gesprächs für das Vertrauen. Sofern du willst und kannst, ist es wichtig, eine Verbindlichkeit der Unterstützung herzustellen. Aber auch wenn die betroffene Person aktuell keine Unterstützung will oder braucht, kann es wichtig sein, für die Zukunft das Angebot für ein Gespräch oder andere Unterstützung aufrechtzuerhalten.

Wie kann ich mir mehr Wissen aneignen?

Bilde dich selbst! Es ist nicht Aufgabe der Betroffenen, dir Wissen zur Verfügung zu stellen. Gleichzeitig ist es wichtig, das Wissen der Betroffenen ernst zu nehmen, sie also als Erfahrungsexpert:innen zu sehen. Mach dich auf die Suche nach Antworten auf Websites, in Broschüren, in Büchern, bei Fachstellen und in Gesprächen mit anderen.

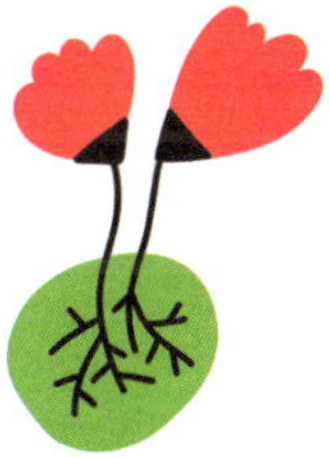

Einschreiten?

Was sollst du tun, wenn du Gewalt mitbekommst? Was musst du bedenken?

Wie ist es nun, wenn ich von einer Gewaltsituation weiss oder sie unmittelbar mitbekomme? Es ist nicht Aufgabe der Betroffenen, sich zu wehren - es ist die Aufgabe von uns allen, einzuschreiten.

Wie entscheiden, ob und wie ich reagieren soll?

Es gibt immer wieder Situationen, in denen wir davon erfahren oder erleben, dass die sexuelle Integrität einer Person verletzt wird. Gerade sexuelle Belästigung findet oft direkt vor unseren Augen statt.

Denk vor dem Einschreiten auch an deine eigene Sicherheit. In akut gefährlichen Situationen rufst du lieber das Sicherheitspersonal oder die Polizei. Bitte andere Personen, dich beim Einschreiten zu unterstützen. Häufiger als die Sorge um die eigene Sicherheit beschäftigt uns jedoch eine gewisse Unsicherheit darüber, wie man einschreiten soll oder darüber, ob man die Situation wirklich richtig einschätzt. Bevor wir zum Wie kommen, möchten wir dir die Frage mit auf den Weg geben: Was wäre, wenn du einschreitest und sich dann herausstellt, dass du die Situation falsch eingeschätzt hast und das, was du gesehen/gehört hast, auf Einvernehmlichkeit beruhte? Und wäre das schlimmer, als nicht einzuschreiten und dann später zu erfahren, dass du sexualisierte Gewalt gesehen/gehört hast und nicht eingeschritten bist? In aller Regel ist Einschreiten immer die bessere Option.

Möglichst früh einschreiten

Sexualisierte Gewalt beginnt oft im Kleinen. Wenn sich die gewaltausübende Person dann sicher fühlt, weil sie sieht, dass niemand eingreift, macht sie weiter. Wer ohne Konsequenzen Grenzen überschreiten kann, geht einen Schritt weiter, verstärkt die Gewalt und dringt noch vehementer in den persönlichen Raum der Betroffenen ein.

Ansprechen und Einschreiten

Kannst du dir vorstellen, die Gewalt allein oder gemeinsam mit anderen gegenüber der gewaltausübenden Person anzusprechen? Wenn die betroffene Person das auch möchte, kann dies sehr unterstützend sein. Wichtig ist, dass du die Gewalt klar als solche benennst und nicht durch deine Wortwahl, durch Lachen oder durch Kumpelhaftigkeit verharmlost. Es geht darum, die Ernsthaftigkeit des Themas rüberzubringen und eine klare Haltung zu vertreten. Zudem zeigst du damit, dass du über die Gewalt Bescheid weisst und es nun nicht mehr geheim ist.

Nimmt die gewaltausübende Person deinen Vorstoss nicht ernst, musst du dir überlegen, ob du die Person auch mit konkretem Eingreifen oder dem Hinzuzug von Sicherheitspersonal oder der Polizei von der Ausübung von Taten abhalten willst oder kannst.

Dranbleiben

Auch wenn die gewaltausübende Person ihr Verhalten einsieht und sich in dem Moment reuig zeigt, ist es danach wichtig, dranzubleiben. Denn gute Vorsätze halten oft nicht lange vor, wenn das Umfeld dies nicht weiterhin einfordert und konsequent bleibt. Dranbleiben kann auch bedeuten, dass das Verhalten der Person jeweils Konsequenzen von deiner Seite hat.

Angebote für Gewaltausübende vermitteln

Für Gewaltausübende gibt es Beratungs- und Therapieangebote (siehe dazu Seite 250).

Was tun bei Verdacht auf sexualisierte Gewalt an einem Kind?

Hat dir ein Kind anvertraut, dass es mit sexualisierten Handlungen konfrontiert wurde oder sexualisiert berührt wurde? Hast du den Verdacht, dass das Kind sexualisierte Gewalt erfahren hat?

Der Verdacht, dass ein Kind sexualisierte Gewalt erfahren haben könnte, versetzt viele Menschen in einen (emotionalen) Ausnahmezustand. Häufig traut man sich gar nicht, einen solchen Verdacht zu denken, geschweige denn auszusprechen. Via QR-Code findest du zusammenfassend die wichtigsten Hinweise. Wir empfehlen dir aber in jedem Fall, mit einem Verdacht - egal, wie diffus er ist - nicht allein zu bleiben: Melde dich bei einer Opferhilfe-Beratungsstelle (siehe Seite 99).

Download
Was tun bei Verdacht?

WICHTIG | Nichts überstürzen **Deine Reaktion ist enorm wichtig für die weitere Perspektive des Kindes und für seinen Umgang mit den Folgen der (möglicherweise) erfahrenen Gewalt. Versuche, möglichst ruhig zu bleiben und nichts zu überstürzen. Lieber wartest du zwei Wochen und planst die nächsten Schritte sehr bedacht, als dass eine überstürzte Handlung dem Kind nicht hilft und womöglich zusätzliches Leid zufügt. Aber natürlich gilt es, das Kind vor möglichen weiteren Übergriffen zu schützen.**

Nimm es immer ernst, wenn du den Verdacht hast, ein Kind könnte sexualisierte Gewalt erfahren.

«Betroffene unterstützen» in Kürze

Schau zu dir Nur wenn du auf dich selbst achtest, kannst du andere gut unterstützen. Wahre deine eigenen Grenzen und suche einen Umgang mit deinen Gefühlen, ohne damit die betroffene Person zu belasten.

Ernst nehmen Glaube der Person und nimm sie ernst. Denk daran, die Schuld liegt immer bei der gewaltausübenden Person.

Vertraulichkeit Sprich nicht gegen den Willen der betroffenen Person mit anderen über ihre Gewalterfahrungen. Wenn du jemanden zum Reden brauchst, wende dich beispielsweise an eine Opferhilfe-Beratungsstelle, die vertraulich arbeitet. Insbesondere bei einer Gefährdung der:des Betroffenen kann das sehr wichtig sein.

Einschreiten Schau, ob es für dich möglich ist, allein oder mit anderen einzuschreiten. Schreite möglichst früh ein. Sei dabei in einer klaren Haltung gegenüber der gewaltausübenden Person. Achte auf deine Sicherheit. Such dir Unterstützung.

Wenn es um ein Kind geht Hast du den Verdacht, ein Kind ist von sexualisierter Gewalt betroffen? Versuche, möglichst ruhig zu bleiben und überstürze nichts. Lass dich von einer Opferhilfe-Beratungsstelle oder Kinderschutzgruppe unterstützen.

Informationen für Gewaltausübende

Wo Gewaltbetroffene sind, sind auch Gewaltausübende. Was sollen Menschen, die selbst sexualisierte Gewalt ausüben, tun? Wie sollen sie sich verhalten und welche Angebote gibt es für sie?

Download Informationen für Gewaltausübende

Wenn wir Gewalt in Zukunft verhindern wollen, dann ist es wichtig, erstens das Sprechen über die eigenen Grenzüberschreitungen und gewaltvollen Handlungen und zweitens die Verantwortungsübernahme dafür zu normalisieren. Hier einige Informationen in Kürze. Ausführliche Informationen findest du via QR-Code.

Wenn wir selbst erkennen oder uns kommuniziert wird, dass wir Grenzen verletzt und Gewalt ausgeübt haben, ist das Allerwichtigste

- das Gegenüber ernst zu nehmen, dessen Erleben nicht in Frage zu stellen und aktiv zuzuhören
- mit unseren eigenen Emotionen umgehen zu lernen und uns damit auseinander zu setzen
- die Verantwortung für unser Handeln zu übernehmen
- daraus zu lernen, um in der Zukunft keine Grenzen mehr zu verletzen und keine Gewalt mehr auszuüben.

Dabei leitet uns die Frage: Wie kann ich Verantwortung übernehmen, verantwortungsvoll handeln und das Bedürfnis der:des Betroffenen ins Zentrum stellen? Damit wir nicht alleine damit bleiben müssen, gibt es Unterstützungsangebote in Form von Gewaltberatungen, Lernprogrammen und Therapien. Die Kontaktadressen dazu findest du via QR-Code.

Gewaltfreies und konsensuelles Handeln ist lernbar.

Abschluss: Ermutigung

Unser Ziel mit diesem Buch war, dich als Betroffene:r sexualisierter Gewalt zu ermutigen. Die Gewalt, die du erfahren hast, war unrecht und hätte dir nie angetan werden dürfen.

Wir hoffen, dass wir dich ermutigen konnten, mit deinen Gewalterfahrungen nicht allein zu bleiben. Egal, welche Entscheidungen du getroffen hast und welchen Weg du gehst, es gibt immer Unterstützung und es ist nie zu spät, dir diese zu holen. Wir hoffen weiterhin, dass wir dich ermutigen konnten, deinen Weg selbstbestimmt zu gehen und deine Rechte einzufordern. Und schliesslich hoffen wir, dass wir dich ermutigen konnten, auf dich selbst zu hören. Denn nur du weisst, was für dich das Richtige ist.

Danke, dass wir dich eine Zeit lang auf diesem Weg begleiten durften.
Sim & Agota

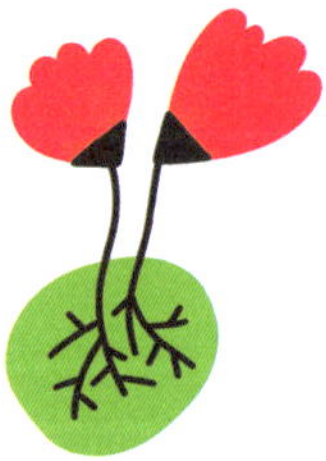

Nur du weisst, was für dich das Richtige ist.

Dank

Wir danken allen, die ihre Erfahrungen und ihr Wissen jemals mit uns geteilt haben. Danke für eure Offenheit und euer Vertrauen. Ohne euch hätten wir dieses Buch so nicht schreiben können.

Für die fachliche Unterstützung und den Austausch über das Buch danken wir: Alecs Recher, Alessandro Suter, Anna Mäder-Garamvölgyi, Antje Rindlisbacher, Bettina Steinbach, Christian Ochsner, Christine Krebs, Christoph Gosteli, Delia Dällenbach, Doris Binda, Eliane Täuber, Fatma Leblebici, Gian Beeli, Joh von Felten, Karin Iten, Kathy Kissling, Mandy Abou Shoak, Marc Bollmann, Melanie Dellenbach, Mia Nägeli, Mischa Oesch, Nadja Weir, Namila Altorfer, Nicole Fernandez, Rozë Berisha, Serena Dankwa, Şerife Can, Thomas Gall, Timo Jost.

Ein grosses Dankeschön an die Beobachter-Edition: Sarah Berndt, die dieses Buch angestossen hat, André Gstettenhofer für die unterstützende Projektleitung, Heike Specht für das sorgfältige Lektorat und Bruno Bolliger für die gelungenen Visualisierungen.

Wir danken Bundesrätin Elisabeth Baume-Schneider für ihre Botschaft und ihr Engagement gegen Gewalt.

Ein besonderer Dank gilt unseren Familien für die grosse Unterstützung:
Ich, Agota, danke meinem Partner David und meinen Kindern Maurice, Zoé, Maël und Sophie.
Ich, Sim, danke Elia, meiner Familie, Freund:innen und meinen Kindern Andrej, Eric und Frederica.

Wir danken euch von Herzen.

Die Arbeit der Autor:innen wurde ermöglicht mit der finanziellen Unterstützung von:
Bistum Basel
Burgergemeinde Bern
Concordia
Ernst Göhner Stiftung
Evangelisch-reformierte Kirche Kanton St. Gallen
Kanton Appenzell Innerrhoden
Kanton Glarus
Kanton Graubünden
Kanton Luzern
Kanton Schwyz
Kanton Solothurn
Kanton St. Gallen, Gleichstellungsförderkredit
Kanton Thurgau
Kanton Zug
Katholische Kirche Kanton Zürich
Stiftung Kirchliche Liebestätigkeit im Kanton Bern
Reformierte Landeskirche Aargau
Reformierte Kirche Kanton Luzern
Römisch-katholische Landeskirche Kanton Luzern
Soroptimist International Clubs Bern, Biel und Brig
Stadt Thun
Stadt Winterthur
Stadt Zürich
Stiftung Anne-Marie Schindler
Stiftung Temperatio
Verein Frauenzentrum Zürich

Für die Unterstützung dieses Buches dankt der Verlag dem Gemeinnützigen Fonds des Kantons Zürich und dem Lotteriefonds des Kantons Bern.

&

Download
Die Dokumente in diesem Ratgeber findest du auch unter www.beobachter.ch/download (Code 5883).

Anhang

- Unterstützungsangebote: Kontakte
- Literatur
- Stichwortverzeichnis

Unterstützungs-angebote: Kontakte

Anmerkung: Die Kontakte und Angebote können sich ändern, deshalb haben wir uns meist auf die Angabe der Websites beschränkt. Schau dort nach den aktuellen Kontaktdaten.

Beratung für Betroffene und ihr Umfeld

Zum Thema Beratung siehe Seite 91.

24h-Beratung

Voraussichtlich ab Ende 2025 wird es für die ganze Schweiz ein telefonisches 24h-Beratungsangebot zu sexualisierter, häuslicher und geschlechtsbezogener Gewalt geben.

Verschiedene Regionen: Ein Teil der Frauenhäuser bietet 24h-Beratungen für Frauen und ihr Umfeld an (siehe dazu **www.frauenhaus-schweiz.ch**).

Region Bern: Die Hotline AppeElle! der Frauenhäuser des Kantons Bern bietet 24 h eine telefonische Beratung für Frauen und ihr Umfeld bei Gewalt: Telefon 031 533 03 03 (Sobald die schweizweite 24 h-Beratung startet, wird AppElle! eingestellt werden.)

Anmerkung: Trans und nicht binäre Personen können sich melden, falls dies für sie stimmt und es wird individuell geschaut.

Ganze Schweiz: Die Dargebotene Hand bietet ein offenes Ohr.
Für Kinder und Jugendliche: Telefon 147 und **www.147.ch** (Chat, E-Mail)
Für Erwachsene: Telefon 143

Onlineberatung bei Gewalt

Es gibt noch keine Online-24 h-Beratung in der Schweiz. Die folgenden Angebote haben unterschiedliche Formen von schriftlicher Beratung (Chat, E-Mail) und Beantwortungsfristen:

www.onlineopferberatung.ch

www.belaestigt.ch

www.violencequefaire.ch

www.147.ch; www.147.ch/fr; www.147.ch/it (für Kinder, Jugendliche, junge Menschen)

www.lilli.ch (für junge Menschen)

www.ontecoute.ch (für junge Menschen 18-25 Jahre)

www.ciao.ch (für Kinder und Jugendliche 11-20 Jahre)

Beratungsstellen bei sexualisierter Gewalt

Was Beratungsstellen bieten, kannst du auf Seite 128 nachlesen. Wichtig: Du kannst die Beratungsstelle frei wählen - egal wo du wohnst.

Opferhilfe-Beratungsstellen:
www.opferhilfe-schweiz.ch
www.aide-aux-victimes.ch
www.aiuto-alle-vittime.ch

Auf der Website kannst du nach Thema oder Kanton suchen. Die auf sexualisierte Gewalt oder auf eine Betroffenengruppe spezialisierten Stellen erkennst du am Namen oder du kannst nachfragen.

Beratungsangebote für ältere und alte Menschen

Nationales Kompetenzzentrum Alter ohne Gewalt: telefonische Erstberatung für gewaltbetroffene ältere und alte Menschen und ihre Angehörigen: Telefon 0848 00 13 13

www.alterohnegewalt.ch
www.vieillessesansviolence.ch
www.vecchiaiasenzaviolenza.ch

Mehr Informationen und Bildungsangebote zum Thema Gewalt in der Biografie von alten Menschen:
www.martinaboehmer.de, www.paula-ev-koeln.de

Unterstützung für migrantische und geflüchtete Menschen zum Thema Gewalt

Grundsätzlich haben auch migrantische und geflüchtete Betroffene das Recht auf eine Beratung bei den oben aufgeführten Opferberatungsstellen. Bei Tatort Ausland unterstützen folgende Stellen:

Brava: **www.brava-ngo.ch**

FIZ Beratung für Migrantinnen: **www.fiz-info.ch**

CSP Centre social protestant Vaud: **www.csp-vd.ch**

Ambulatorien für Kriegs- und Folteropfer in Bern, Genf, Lausanne, St. Gallen, Zürich, St. Gallen: **www.torturevictims.ch**

Transkulturelle Sprechstunde Universitäre Psychiatrische Dienste Bern: **www.upd.ch**

Consultation Psychothérapeutique pour Migrant.es CPM in Lausanne/ Yverdon-les-bains/Vevey: **www.appartenances.ch**

Beratung für LGBTIQA+-Personen

Es gibt bisher keine spezialisierte Beratungsstelle für queere Betroffene von sexualisierter Gewalt. Alle oben aufgeführten Beratungsstellen sind für queere Menschen offen. Die folgenden Stellen und Organisationen sind auf queere Themen spezialisiert, jedoch nicht auf sexualisierte Gewalt:

LGBTIQ-Helpline mit Beratung via Telefon, Chat oder E-Mail: **www.lgbtiq-helpline.ch**

Checkpoints diverse Städte: **www.mycheckpoint.ch**

Transgender Network Switzerland TGNS: **www.tgns.ch**

Fondation Agnodice: **www.agnodice.ch**

Milchjugend: **www.milchjugend.ch**

Interaction Switzerland: **www.inter-action-suisse.ch**

Aro-Ace-Spektrum Schweiz: **www.aroace.ch**

Lesbenorganisation Schweiz LOS: **www.los.ch**

Pink Cross: **www.pinkcross.ch**

Anlaufstellen im Kontext Religion & Kirche

Betroffene von sexualisierter Gewalt im Kontext von Religionen und Kirchen können sich an die oben aufgeführten Opferhilfe-Beratungsstellen wenden. Zusätzlich gibt es für Betroffene aus dem katholischen Umfeld folgende Anlaufstellen:

Interessengemeinschaft für Missbrauchbetroffene im kirchlichen Umfeld IG-MikU: **www.ig-gegen-missbrauch-kirche.ch**

Selbsthilfegruppen der IG-MikU: **www.missbrauch-kirche.ch**

Groupe-Sapec: **https://groupe-sapec.ch**

www.missbrauch-kath-info.ch

Für das reformierte Umfeld gibt es: **www.evref.ch** → Themen → Prävention → Meldestellen

www.cecar.ch

Anlaufstellen im Sportbereich

Betroffene und ihr Umfeld im Sportbereich erhalten bei den Opferhilfe-Beratungsstellen (siehe oben) eine spezialisierte Unterstützung.

Swiss Sport Integrity ist Anlaufstelle für Betroffene und Beobachter:innen bei Gewalt im Sportbereich, wo Fälle - auch anonym - gemeldet werden können. Die Meldestelle führt Untersuchungen durch, die gegebenenfalls zu Strafuntersuchungen und/oder einer internen Untersuchung führen: **www.sportintegrity.ch**.

Anlaufstellen der Armee

Betroffene im Umfeld der Armee erhalten bei den Opferhilfe-Stellen eine spezialisierte Unterstützung.

Die Fachstelle Frauen in der Armee und Diversity FiAD ist die Armee-interne Anlaufstelle für Betroffene jeden Geschlechts, bei der Fälle - auch anonym - gemeldet werden können:

www.armee.ch → Diversity → Fachstelle Frauen in der Armee und Diversity → Melde- und Beratungsstelle

Zusätzlich gibt es die Vertrauensstelle der Armee: **www.vbs.admin.ch** → Über uns → Vertrauensstelle

Der Verein Frauen im TAZ (FiT) engagiert sich zum Thema Diskriminierung und Gewalt: **www.frauenimtaz.ch**

Medizinische Soforthilfe und Sicherung und Dokumentation von Spuren

Zum Angebot siehe Seite 109. Wenn dein Kanton kein solches Angebot hat, hast du das Recht, in einen anderen Kanton zu gehen. Da diese Angebote in den Regionen im Ausbau und in Entwicklung sind, findest du eine regelmässig aktualisierte Liste via QR-Code.

Download Krisen-zentren und Kinder-schutz-gruppen

Schutz und Unterkunft

In Schutzunterkünften findest du Schutz an einem geheimen Ort und mit professionellen Sicherheitsstandards (siehe dazu Seite 122).

www.frauenhaus-schweiz.ch und **www.maedchenhaus.ch**

Zusätzlich gibt es Unterkünfte, die keinen vergleichbaren Schutz bieten, jedoch ein Ort der Unterstützung für Betroffene sein können:

Für von häuslicher Gewalt betroffene cis Männer: Zwüschehalt in Bern, Luzern und Zürich: **www.zwueschehalt.ch**

Für queere junge Menschen: Refuge Genève: **www.refuge-geneve.ch**

Für Kinder und Jugendliche: Schlupfhuus Zürich: **www.schlupfhuus.ch**

Notschlafstellen Pluto Bern: **www.pluto-bern.ch**

Nemo Zürich: **www.nemohilft.ch**

Für die kantonalen Notaufnahmegruppen für Kinder und Jugendliche läuft der Zugang entweder via KESB oder erfolgt nach einvernehmlichen Entscheid mit dem Kind und den erziehungsberechtigten Person(en).

Anwält:innen

Kontakte zu erfahrenen Opfer-Anwält:innen in deinem Kanton erhältst du via Opferhilfe-Beratungsstellen: **www.opferhilfe-schweiz.ch**.

Bei Belästigungen am Arbeitsplatz kannst du dich zusätzlich für eine juristische Erstberatung und Anwält:innen-Kontakte an eine städtische oder kantonale Fachstelle Gleichstellung wenden: **www.equality.ch**

Polizei

In Notfällen kannst du dich an die Polizei wenden: Telefon 117 oder direkt auf einer Polizeistation. In einigen Kantonen gibt es spezielle Ansprechpersonen bei sexualisierter Gewalt.

Alle Polizeistellen in deiner Nähe findest du auf der Website **www.suisse-epolice.ch** → Polizeiposten suchen.

In einigen Kantonen ist es zudem möglich, online einen Termin für die Anzeigeerstattung zu vereinbaren: **www.suisse-epolice.ch** → Termin-vereinbarung.

Onlinemeldestellen

Für sexualisierte Belästigung und Hate Crime gibt es Onlinemeldestellen:

www.bernschauthin.ch

www.luzernschauthin.ch

www.zuerichschauthin.ch

www.lausanne.ch → Accueil principal → Guichet virtuel
→ Harcèlement de rue

www.lgbtiq-helpline.ch

Psycho- und Körper-Therapeut:innen

Wir empfehlen, bei den Opferhilfe-Beratungsstellen nachzufragen, für Kontakte zu auf Gewalt und Trauma spezialisierte Therapeut:innen: **www.opferhilfe-schweiz.ch**.

Siehe auch:

www.psychologie.ch

www.geplaper.ch

www.promentesana.ch

Literatur

Haines, Staci: Ausatmen. Wege zu einer selbstbestimmten Sexualität für Frauen, die sexuelle Gewalt erlebt haben (2019), Orlanda Buchverlag

Haines, Staci K.: Körper lügen nicht. Trauma transformieren in der Welt und in uns selbst (2024), w_orten & meer

Hassan, Sara; Sanchez-Lambert, Juliette: Grauzonen gibt es nicht. Muster sexueller Belästigung mit dem Red-Flag-System erkennen (2020), ÖGB Verlag

Herman, Judith: Die Narben der Gewalt. Traumatische Erfahrungen verstehen und überwinden (2018), Junfermann Verlag

Joris Kern: Sex, aber richtig? Über die Sache mit dem Konsens, die komplizierter ist als gehofft, aber auch entspannter als befürchtet (2023), Querverlag

Lieber, Marylène: Nur Ja heisst Ja. Die Zustimmung auf dem Prüfstand der Justiz (2023), Seismo Verlag

Lavoyer, Agota; Balke Anna-Lina: Ist das okay? Ein Kinderfachbuch zur Prävention von sexualisierter Gewalt (2022), Mabuse-Verlag

Lavoyer, Agota: Jede_ Frau. Über eine Gesellschaft, die sexualisierte Gewalt verharmlost und normalisiert (2024), YES Publishing

Levine, Peter A.: Sprache ohne Worte. Wie unser Körper Trauma verarbeitet und uns in die innere Balance zurückführt (2011), Kösel-Verlag

Martina Böhmer: Erfahrungen sexualisierter Gewalt in der Lebensgeschichte alter Frauen (2000) , Mabuse-Verlag

Precht, Anke: Der Trauma-Notfallkoffer. Praktische Übungen zur Selbsthilfe (2023), Trias

Ridout, Susy: Neurodiversity, Autism and Recovery from Sexual Violence (2021), Pavilion Publishing

Sanyal, Mithu M.: Vergewaltigung. Aspekte eines Verbrechens. (2020), Edition Nautilus

Serano, Julia: Whipping Girl - A Transsexual Woman on Sexism and the Scapegoating of Femininity (2016), Little, Brown and Company

Stichwortverzeichnis

I/K

L/M/N

O/P/Q

R

S